関節リウマチ関連間質性肺炎モデル
（RA-ILD model）

・D1CC（CIITA tg mouse）
・D1BC（B7.1 tg mouse）
・D1CC×D1BC mouse

特発性肺線維症モデル
（iUIP model）

・D1CC×D1BC mouse

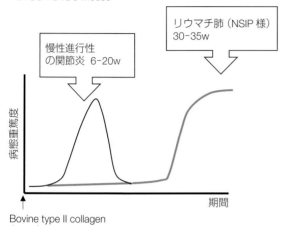

慢性進行性
の関節炎 6-20w

リウマチ肺（NSIP 様）
30-35w

病態重篤度

期間

Bovine type II collagen
（twice）

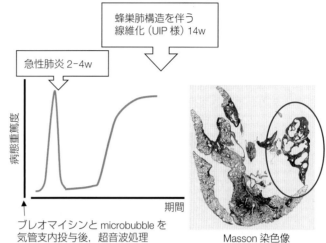

蜂巣肺構造を伴う
線維化（UIP 様）14w

急性肺炎 2-4w

病態重篤度

期間

ブレオマイシンと microbubble を
気管支内投与後，超音波処理

Masson 染色像
赤丸内は蜂巣肺構造を示す

図❶　リウマチ肺および肺線維症モデルの概念図
　　　関節リウマチ関連間質性肺炎モデル（RA-ILD モデル）は，D1CC，D1BC マウス，D1CC×D1BC マウス等，関節リウマチモデルで発症する．ウシ II 型コラーゲン adjuvant 免疫後，5〜20 週程度にわたり慢性・進行性の関節炎が観察される，その後強直が起こるが，関節炎自体は減弱する．30〜35 週で NSIP 様の間質性肺炎を示す．特発性肺線維症モデル（iUIP モデル）は，D1CC×D1BC マウスでブレオマイシンによる誘導後，2〜4 週で急性炎症を示し，一端緩解傾向になるものの，10〜14 週で蜂巣肺構造を伴う強度の線維化を示す．

18 ページ参照

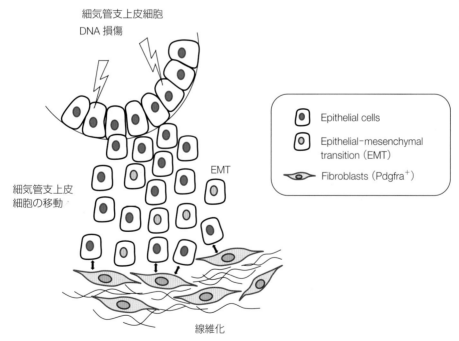

細気管支上皮細胞
DNA 損傷

細気管支上皮
細胞の移動

EMT

Epithelial cells

Epithelial-mesenchymal
transition（EMT）

Fibroblasts（Pdgfra⁺）

線維化

図❷　細気管支上皮細胞と線維芽細胞のかかわり
　　　ヒト IPF 病理像および iUIP モデルにおいて，気管支上皮細胞の異常が見出されている．浸潤性肺上皮細胞のうち，一部は EMT を示すと考えられる．また，細気管支上皮細胞が線維芽細胞に作用し，線維化を進める可能性がある．

18 ページ参照

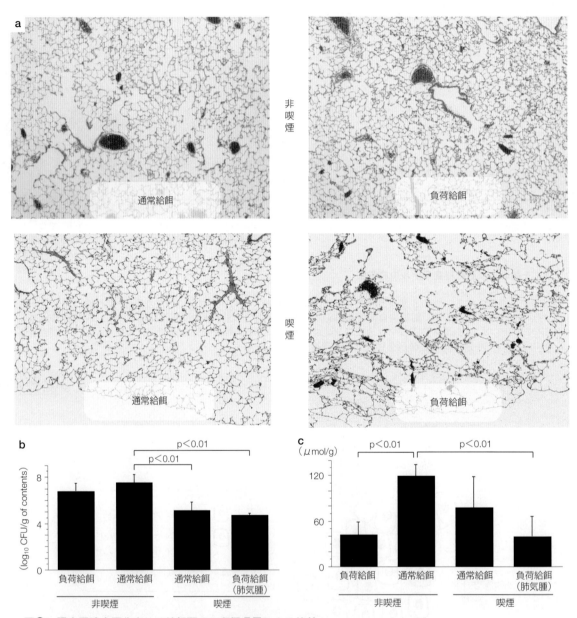

図❶　腸内環境を悪化させる給餌下での喫煙曝露による比較
　a）腸内環境を悪化させる給餌下での喫煙曝露による気腫病変
　b）腸内環境を悪化させる給餌下での喫煙曝露によるビフィズス菌量の変化
　c）腸内環境を悪化させる給餌下での喫煙曝露による有機酸濃度の変化

（Tomoda K *et al*, 2014[6] より引用）

24 ページ参照

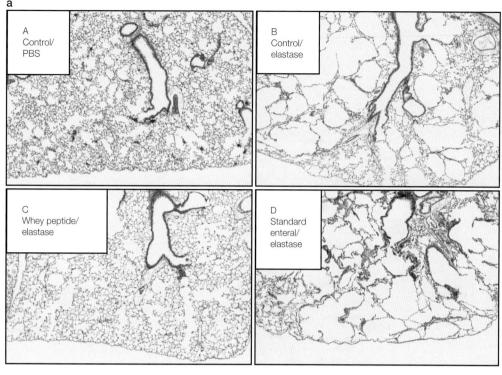

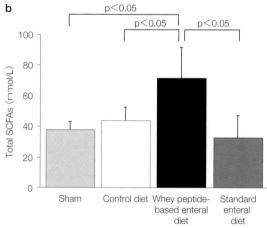

図❷　Whey peptide による効果
　a）Whey peptide によるエラスターゼ誘導肺気腫抑制効果
　b）Whey peptide による回盲部有機酸量の上昇

（Tomoda K *et al*, 2015[7] より引用）

25 ページ参照

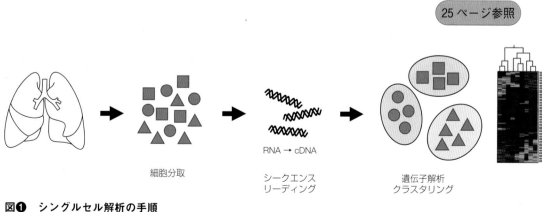

図❶　シングルセル解析の手順

27 ページ参照

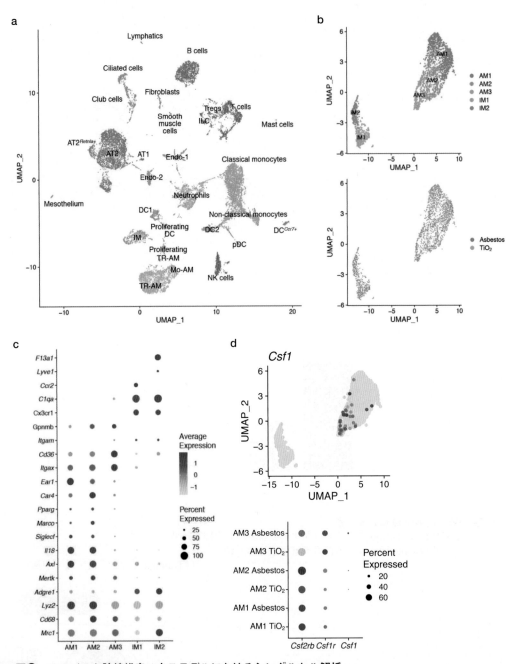

図❷　アスベスト肺線維症マウスモデルにおけるシングルセル解析

（Joshi N *et al*, 2020[8]）より引用）

29 ページ参照

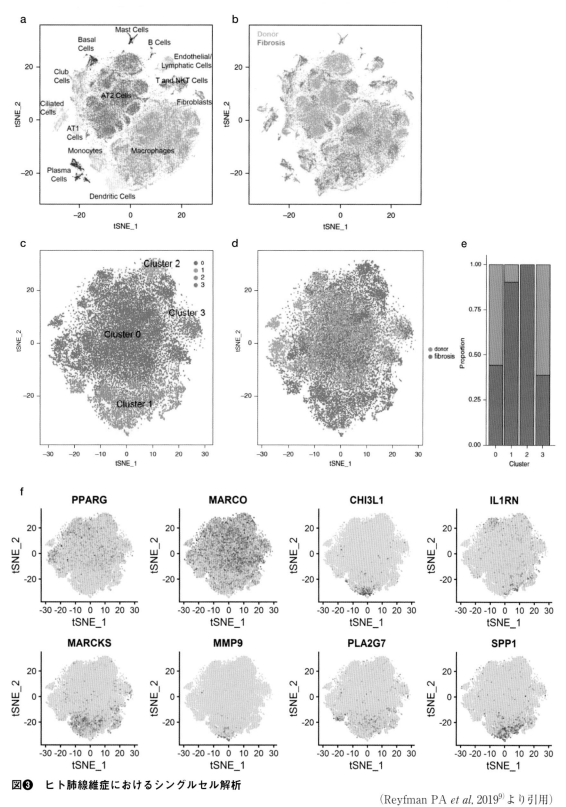

図❸　ヒト肺線維症におけるシングルセル解析

（Reyfman PA *et al*, 2019[9)]より引用）

30 ページ参照

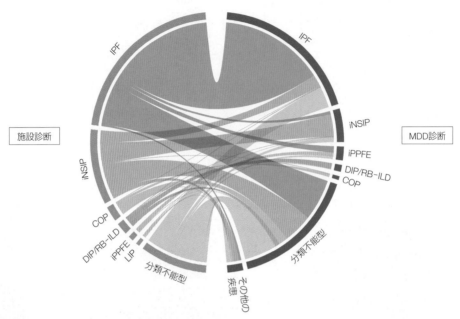

図❷　施設診断と遠隔 MDD 診断を比較した Cord Diagram

(Fujisawa T *et al*, 2019[5)] より改変引用)

68 ページ参照

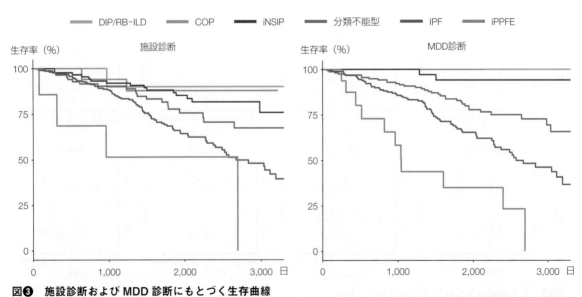

図❸　施設診断および MDD 診断にもとづく生存曲線

(Fujisawa T *et al*, 2019[5)] より改変引用)

69 ページ参照

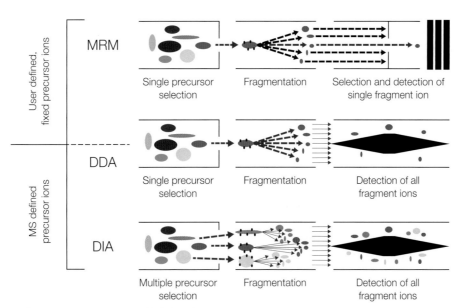

図❶ 質量分析における解析手法の違い

1つ目から2つ目の質量分析計にイオン化されたペプチドが送られる際に，MRM では選択したペプチドが，DDA ではシグナル強度の強い（量の多い）ペプチドが送られる．DIA では制限しない．

（Hu A *et al.* 2016[13]）より改変引用）

73 ページ参照

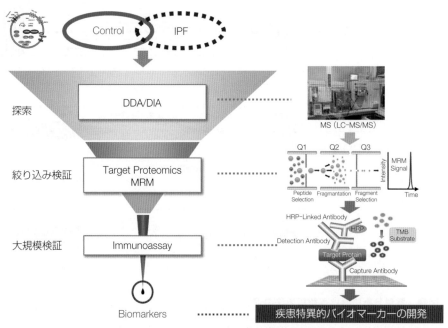

図❷　プロテオミクスによるエクソソームの BM 探索のストラテジー

（矢賀元ら，2019[16]）より改変引用）

74 ページ参照

SGLT2 阻害薬の すべて 第2版

SGLT2 阻害薬は新規機序の糖尿病治療薬として 2014 年に登場した。同年、作用機序や臨床治験の結果を中心に、本剤の安全性や期待について解説した『SGLT2 阻害薬のすべて』を刊行した。その後 4 年が経過し、実臨床におけるエビデンスが国内外で蓄積されつつある。そこで今回、それらの情報を網羅すべく本書の改訂版を発行するに至った。糖尿病医だけでなく、循環器、神経、腎臓内科医などの専門家にも執筆いただき、本剤の実臨床での位置づけについて解説している。糖尿病診療に携わる多くの先生にぜひとも手に取っていただきたい一冊。

編集：稲垣暢也
（京都大学大学院医学研究科糖尿病・内分泌・栄養内科学）

B5判 / 並製本 /184頁　定価（本体 4,600円 + 税）
ISBN 978-4-86550-339-5

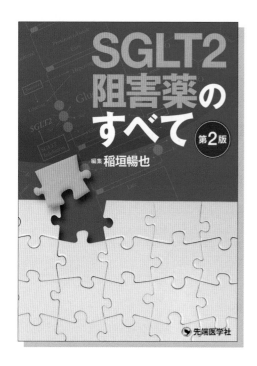

株式会社 先端医学社

〒103-0007 東京都中央区日本橋浜町 2-17-8 浜町平和ビル
TEL 03-3667-5656（代）/FAX 03-3667-5657
http://www.sentan.com

分子呼吸器病 目次

特集/呼吸器病学TOPICS 2019-20

※1～10 の分類は，日本呼吸器学会学術部会による分類.

第 3 回　最先端研究紹介

第 18 回　肺サーファクタント分子病態研究会

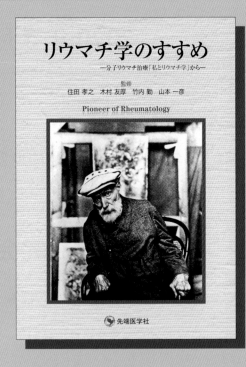

1. 細胞・分子生物学

*RET*oma：RET 遺伝子異常をもつがん種

中奥敬史　　田畑潤哉　　河野隆志

国立がん研究センター研究所ゲノム生物学研究分野

Key words／がんゲノム医療，RET，キナーゼ

はじめに

RET（*RE*arranged during *T*ransfection）は，ヒトリンパ腫細胞由来の DNA をトランスフェクションされた 3T3 線維芽細胞株において再構築された遺伝子として同定された[1]．RET 遺伝子は，細胞外ドメイン（ECD）の 4 つのカドヘリン様ドメイン，システインリッチドメイン（CRD），膜貫通ドメイン，および細胞内チロシンキナーゼドメインを含む受容体チロシンキナーゼ（RTK）をコードしている[2]（**図❶a**）．RET タンパク質は，グリア細胞株由来神経栄養因子（GDNF）ファミリーリガンド（GFL）（GDNF, neurturin, artemin, persephin）の受容体として機能する．GFL は GDNF 受容体-α（GFRα）タンパク質ファミリー（GFRα1, GFRα2, GFRα3, GFRα4）を共受容体として複合体を形成することで RET の二量体化を誘導し，細胞内キナーゼドメインのチロシン残基を自己リン酸化により活性させる[3~5]（**図❶a**）．

RET の異常活性化は 2 つのメカニズムがある（**図❶b, c**）[2,3,6]．ひとつは，RET 遺伝子融合であり，染色体の再構築により RET キナーゼドメインとパートナータンパク質を融合するキメラタンパク質が構成され，恒常的な二量化が起こる．もうひとつは，RET 突然変異であり，ヌクレオチド置換や欠失・挿入により，二量体化やキナーゼの異常活性が起こる．

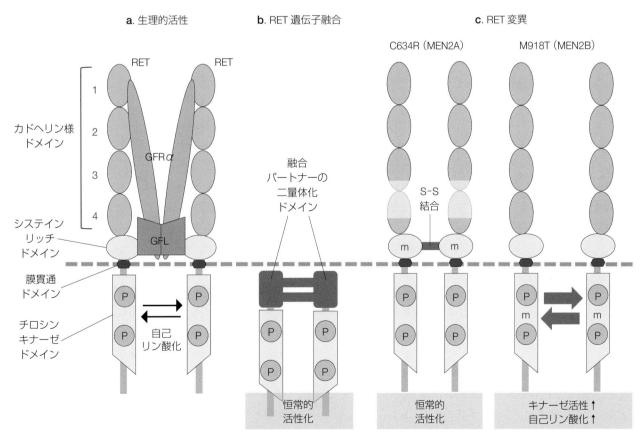

図❶　RET キナーゼの活性化機構

（Kohno T *et al*：*Carcinogenesis*, 2019 より引用）

発がん原因としての RET 遺伝子融合

RET 融合は，散発性乳頭状甲状腺がん（PTC）の約 5～10％および肺がん[2)3)6)]の 1～2％で発生する．以前に放射線に曝露した患者の PTC は，放射線に曝露していない患者よりもはるかに高い RET 融合が起こることが知られている[7)8)]．非小細胞肺がん（NSCLC）では，RET 融合はおもに腺がんで検出され，若年（60 歳以下）と喫煙歴がない/少ない症例に集積する[9)10)]．PTC では，N 末端融合パートナー遺伝子は CCDC6，PRKAR1A，NCOA4，GOLGA5，TRIM24，TRIM33，KTN1，および RFG9 で起こるが，肺がんでは 90％を KIF5B と CCDC6 が占める[6)11)]．これらのパートナー遺伝子産物には，コイルドコイルドメインなどの二量体化ドメインが含まれ，融合タンパク質のリガンド非依存性二量体化が起こる（図❶b）．肺がんおよび PTC で RET 融合を引き起こす再編成は，非相同末端結合もしくは合成依存性末端結合を介した DNA 二本鎖切断の異常な修復が原因で発生すると考えられている[12)13)]．

RET 融合遺伝子の腫瘍原性は，NIH3T3 細胞の形質転換[14)]や RET 融合遺伝子を肺上皮細胞に発現させたトランスジェニックマウスモデル[15)16)]によって示されてきた．Kato ら[17)]は，次世代シーケンス（NGS）を用いて多様な腫瘍の 4,871 人の患者から RET 異常を調べ，RET 融合が肺がんと甲状腺がんだけでなく，卵巣がんと唾液腺がん等で 27 例（0.6％）に認められることを報告した．また結腸直腸がん，乳がん，スピッツ腫瘍，および慢性骨髄増殖性疾患でも RET 融合が発見されている[18)～21)]．60,000 例の複数のがん腫を調べた NGS 研究では，RET 融合が 1％未満の頻度で乳がん，結腸直腸がん，胃がんで検出されている[22)]．これと一致して大腸がんと乳がんの大規模解析では，RET 融合の頻度はそれぞれ 0.2％[23)]および 0.1％[24)]であった．一方，唾液腺管内がんでは RET 融合が高頻度（約 50％）に認められる[25)]．さらに，PTC や乳児の筋線維芽細胞腫などの小児腫瘍，および効果的な治療法を欠く難治性のがんである膵臓および肝内胆管がんにも RET 融合が存在する[26)27)]．このように，RET 融合はさまざまな腫瘍で発見され，ドライバー遺伝子異常として機能する．

RET 融合陽性肺がんに対する治療法の開発

RET 融合陽性非小細胞性肺がん（NSCLC）の治療薬として，バンデタニブ，カボザンチニブ，およびレンバチニブ等の RET を標的とするいくつかのマルチキナーゼ阻害薬（MKI）の臨床試験がおこなわれてきた[2)28)29)]．

全体的な奏効率（ORR）は 16～53％であり，無増悪生存期間（PFS）は 4.5～7.3 ヵ月，全生存期間（OS）は 9.9～11.6 ヵ月であった[29)～31)]．他のがん腫においては，RET TKI であるカボザンチニブとレゴラフェニブの有効性がそれぞれ RET 融合陽性の乳がんと大腸がんの症例で観察されており[23)24)]，大腸がんの RET 融合陽性の PDX モデルでは，ポナチニブに反応が報告されている[32)]．こうした背景から，RET キナーゼにより有効性・特異性が高い新規 TKI である LOXO-292（serpercatinib）[33)]と BLU-667[34)]の臨床試験は，組織横断的に RET 融合陽性固形がんの症例で実施されており，ORR＞50％および PFS＞18 ヵ月と，従来の MKI よりもはるかに大きい治療効果が得られている[27)35)36)]．

RET MKI への耐性機構

RET 特異的新規の TKI の有効性と比較して，バンデタニブ等の従来の MKI の効果の限定性の理由は明らかになっていない[37)]．筆者らは，治療期間中に RET 遺伝子上に生じる 2 次変異が薬剤耐性に寄与することを明らかにしてきた．RET キナーゼのゲートキーパー残基に生じる V804M/L 変異は，二次変異として出現すると[38)39)]，バンデタニブはロイシンおよびメチオニンの側鎖と 4-ブロモ-2-フルオロフェニル基の間に衝突が起こり，結合を阻害される[38)]．一方で新規の LOXO-292[38)]および BLU-667[34)]は，ゲートキーパー変異体 RET のキナーゼ活性を阻害するようにも設計されており，実際，V804L 変異を獲得した患者においても LOXO-292 に抗腫瘍効果が確認されている[38)]．また，別の耐性変異である S904F は，RET キナーゼの活性化ループ上の残基に生じ，キナーゼ活性を増強する他，およびアロステリック効果により RET-バンデタニブ複合体の安定性を低下させることにより，バンデタニブに対する耐性をもたらす[40)]．さらに，KIF5B 遺伝子に融合した RET をもつ腫瘍では，MKI に対する内因的な耐性が生じることが報告されている[28)29)]．この耐性は，KIF5B のアミノ酸配列に EGFR や SRC などの複数のキナーゼに結合する部位が存在し，複数のシグナル伝達経路を活性化させることが推察されている[41)]．一方，LOXO-292 と BLU-667 の臨床試験では，KIF5B との融合による内因的耐性は報告されておらず[27)35)]，RET キナーゼ活性の強力かつ特異的な阻害は内因的耐性を克服し得る．

複数のがん腫における RET 活性型変異

RET 遺伝子の生殖細胞系に起こる活性化変異は，褐色細胞腫と副甲状腺腺腫（MTC）に代表される多発性内分泌腫瘍 2 型（MEN 2）症候群として知られる遺伝性がん症候群の原因となり，MTC 自体の発症リスクの増加（FMTC）にも繋がる[3][6]．これら変異は，いくつかの方法で RET キナーゼを活性化する（図❶c）．MEN2A は，多くの場合，RET タンパク質の細胞外 CRD の 634 残基等（609，611，618，620，および 630）でシステインを置換する突然変異から生じる[6]．さらに，G533C などの非システイン残基を置換する変異も疾患の原因となる[42]．これらの置換により遊離システインが生じ，分子間に共有結合性のジスルフィド結合が形成され，恒常的な二量化をもたらす[43]（図❶c）．MEN2B は，細胞内キナーゼドメイン内の多様なアミノ酸を置換する突然変異によって引き起こされる[6]．大部分を占める M918T 変異体は，キナーゼドメインの活性化ループの構造変化によりチロシン残基を基質として提示することでキナーゼの活性を亢進させ，シグナル伝達を促進させる[4]．現在，M918T 以外の変異体の RET キナーゼ活性化の分子メカニズムは明らかとなっていない．また，散発性 MTC では体細胞 RET 変異が約 65％にみられ，C634R，V804M/L，A883F，M918T など，MEN2 に一致した変異以外にも，E511K や K666N などの活性型変異もみつかる[6][44]．

4,871 症例の多様ながんを対照とした研究[17]では，34（0.7％）の症例で活性型 RET 変異も検出された．乳がんの C634R，傍神経節腫および非定型肺カルチノイドの M918T，および結腸直腸がん，髄膜腫，消化管間質腫瘍，および肝がんに V804M が認められた．また，大腸がんの 0.5％では，FMTC や MEN2B の変異残基に一致した E768，R844，S904，R912，および M918 残に活性型変異が生じていた[23]．別の研究では，結腸直腸がん症例における G533C 変異[45]，また，乳がんにおける，E511K，V804M，C634R，M918T 変異が 0.2％で検出されている[24]．60,000 例のがん患者のクリニカルシークエンス結果をまとめた報告では[22]，活性型 RET 変異は，肺，乳房，結腸直腸，脳（多形性神経膠芽腫），卵巣（高悪性度漿液性がん），および皮膚（黒色腫）がんで 1％未満の頻度で検出された．

RET 変異陽性がんに対する治療法の開発

バンデタニブやレンバチニブなどの RET を標的とする MKI は，MTC の治療薬として承認されているが，RET 遺伝子変化情報にはもとづいてない[6]．対照的に，新規 RET TKI の LOXO-292 および BLU-667 の臨床試験は，RET 変異陽性症例のみを対象に非常に有望な結果を示してきた[27][46]．とくに，ゲートキーパー部位のドライバー変異に対しても治療効果が認められている[34][38][46]．調べる限りでは，MTC 以外の RET 変異陽性がんに対して，LOXO-292 および BLU-667 の有効性を調べた報告はないが，活性型 RET 変異ががん腫を問わず見つかることから，有効性が期待できる．

ゆえに RET 遺伝子異常を有するがんは ALK 変化を有する腫瘍に対する「ALKoma」同様，「REToma」と集約して考えることができ[47]，組織を問わず有効な RET TKI で治療できる可能性が高い．

おわりに

REToma に対するがんゲノム医療をより最適化するためには，REToma の適正な診断が不可欠である．現在，RET バリアントがさまざまながんで検出されており，それらの 90％以上が依然，意義不明バリアントとされている．実臨床での遺伝子パネルテストなどの NGS 使用の増加により，バリアントの検出が可能になり[48]，RET 変異を保有する症例が実際に REToma であるかどうか，治療標的性があるかを明らかにすることが今後は必要になる．そのため，バリアントによる機能変化を調べる研究が重要であり，系統学やベイズ推定を用いた予測アルゴリズムを用いた手法は，バリアントの機能予測法として期待されている[49]．筆者ら[40]は，RET 突然変異の薬剤耐性機構を推定するために，スーパーコンピューターベースの分子動力学シミュレーションの手法を用いてきた．こうしたシミュレーションベースのアプローチは機能予測に有望であると考えられる．

文　献

1) Takahashi M *et al*：Activation of a novel human transforming gene, ret, by DNA rearrangement. *Cell* **42**：581-588, 1985

2) Drilon A *et al*：Targeting RET-driven cancers：lessons from evolving preclinical and clinical landscapes. *Nat Rev Clin Oncol* **15**：151-167, 2018

3) Mulligan LM：RET revisited：expanding the oncogenic portfolio. *Nat Rev Cancer* **14**：173-186, 2014

4) Plaza-Menacho I *et al*：Oncogenic RET kinase domain mutations perturb the autophosphorylation trajectory by enhancing substrate presenta-

tion in trans. *Mol Cell* **53**：738-751, 2014

5）Goodman KM *et al*：RET recognition of GDNF-GFRalpha1 ligand by a composite binding site promotes membrane-proximal self-association. *Cell Rep* **8**：1894-1904, 2014

6）Romei C *et al*：A comprehensive overview of the role of the RET proto-oncogene in thyroid carcinoma. *Nat Rev Endocrinol* **12**：192-202, 2016

7）Ito T *et al*：Activated RET oncogene in thyroid cancers of children from areas contaminated by Chernobyl accident. *Lancet* **344**：259, 1994

8）Nikiforov YE *et al*：Distinct pattern of ret oncogene rearrangements in morphological variants of radiation-induced and sporadic thyroid papillary carcinomas in children. *Cancer Res* **57**：1690-1694, 1997

9）Tsuta K *et al*：RET-rearranged non-small-cell lung carcinoma：a clinicopathological and molecular analysis. *Br J Cancer* **110**：1571-1578, 2014

10）Wang R *et al*：RET fusions define a unique molecular and clinicopathologic subtype of non-small-cell lung cancer. *J Clin Oncol* **30**：4352-4359, 2012

11）Saito M *et al*：Development of lung adenocarcinomas with exclusive dependence on oncogene fusions. *Cancer Res* **75**：2264-2271, 2015

12）Seki Y *et al*：Molecular Process Producing Oncogene Fusion in Lung Cancer Cells by Illegitimate Repair of DNA Double-Strand Breaks. *Biomolecules* **5**：2464-2476, 2015

13）Mizukami T *et al*：Molecular mechanisms underlying oncogenic RET fusion in lung adenocarcinoma. *J Thorac Oncol* **9**：622-630, 2014

14）Kohno T *et al*：KIF5B-RET fusions in lung adenocarcinoma. *Nat Med* **18**：375-377, 2012

15）Saito M *et al*：A mouse model of KIF5B-RET fusion-dependent lung tumorigenesis. *Carcinogenesis* **35**：2452-2456, 2014

16）Huang Q *et al*：Preclinical Modeling of KIF5B-RET Fusion Lung Adenocarcinoma. *Mol Cancer Ther* **15**：2521-2529, 2016

17）Kato S *et al*：RET Aberrations in Diverse Cancers：Next-Generation Sequencing of 4,871 Patients. *Clin Cancer Res* **23**：1988-1997, 2017

18）Stransky N *et al*：The landscape of kinase fusions in cancer. *Nat Commun* **5**：4846, 2014

19）Wiesner T *et al*：Kinase fusions are frequent in Spitz tumours and spitzoid melanomas. *Nat Commun* **5**：3116, 2014

20）Ballerini P *et al*：RET fusion genes are associated with chronic myelomonocytic leukemia and enhance monocytic differentiation. *Leukemia* **26**：2384-2389, 2012

21）Bossi D *et al*：Functional characterization of a novel FGFR1OP-RET rearrangement in hematopoietic malignancies. *Mol Oncol* **8**：221-231, 2014

22）Consortium APG, AACR Project GENIE：Powering Precision Medicine through an International Consortium. *Cancer Discov* **7**：818-831, 2017

23）Le Rolle AF *et al*：Identification and characterization of RET fusions in advanced colorectal cancer. *Oncotarget* **6**：28929-28937, 2015

24）Paratala BS *et al*：RET rearrangements are actionable alterations in breast cancer. *Nat Commun* **9**：4821, 2018

25）Skalova A *et al*：Molecular Profiling of Salivary Gland Intraductal Carcinoma Revealed a Subset of Tumors Harboring NCOA4-RET and Novel TRIM27-RET Fusions：A Report of 17 cases. *Am J Surg Pathol* **42**：1445-1455, 2018

26）Gerdemann U *et al*：First experience of LOXO-292 in the management of pediatric patients with RET-altered cancers. *J Clin Oncol* **37**, 2019

27）Drilon AE *et al*：A phase 1 study of LOXO-292, a potent and highly selective RET inhibitor, in patients with RET-altered cancers. *J Clin Oncol* **36**, 2018

28）Ferrara R *et al*：Clinical and Translational Implications of RET Rearrangements in Non-Small Cell Lung Cancer. *J Thorac Oncol* **13**：27-45, 2018

29）Drilon A *et al*：A Phase I / I b Trial of the VEGFR-Sparing Multikinase RET Inhibitor RXDX-105. *Cancer Discov* **9**：384-395, 2019

30）Gautschi O *et al*：Targeting RET in Patients With RET-Rearranged Lung Cancers：Results From the Global, Multicenter RET Registry. *J Clin Oncol* **35**：1403-1410, 2017

31）Yoh K *et al*：Vandetanib in patients with previously treated RET-rearranged advanced non-small-cell lung cancer (LURET)：an open-label, multicentre phase 2 trial. *Lancet Respir Med* **5**：42-50, 2017

32）Gozgit JM *et al*：RET fusions observed in lung and colorectal cancers are sensitive to ponatinib. *Oncotarget* **9**：29654-29664, 2018

33）Subbiah V *et al*：Selective RET kinase inhibition for patients with RET-altered cancers. *Ann Oncol* **29**：1869-1876, 2018

34）Subbiah V *et al*：Precision Targeted Therapy with BLU-667 for RET-Driven Cancers. *Cancer Discov* **8**：836-849, 2018

35）Gainor JF *et al*：Clinical activity and tolerability of BLU-667, a highly potent and selective RET inhibitor, in patients (pts) with advanced RET-fusion＋non-small cell lung cancer (NSCLC). *J Clin Oncol* **37**, 2019

36）First RET Inhibitor on Path to FDA Approval.

Cancer Discov：1476-1477, 2019

37）Plenker D *et al*：Drugging the catalytically inactive state of RET kinase in RET-rearranged tumors. *Sci Transl Med* **9**, 2017

38）Wirth LJ *et al*：Emergence and targeting of acquired and hereditary resistance to multikinase RET inhibition in RET-altered cancer patients. *JCO Precision Oncology*, 2019

39）Dagogo-Jack I *et al*：Emergence of a RET V804M Gatekeeper Mutation During Treatment With Vandetanib in RET-Rearranged NSCLC. *J Thorac Oncol* **13**：e226-e227, 2018

40）Nakaoku T *et al*：A secondary RET mutation in the activation loop conferring resistance to vandetanib. *Nat Commun* **9**：625, 2018

41）Das TK, Cagan RL：KIF5B-RET Oncoprotein Signals through a Multi-kinase Signaling Hub. *Cell Rep* **20**：2368-2383, 2017

42）Castro MR *et al*：Multiple endocrine neoplasia type 2A due to an exon 8（G533C）mutation in a large North American kindred. *Thyroid* **23**：1547-1552, 2013

43）Eng C *et al*：The relationship between specific RET proto-oncogene mutations and disease phenotype in multiple endocrine neoplasia type 2. International RET mutation consortium analysis. *JAMA* **276**：1575-1579, 1996

44）Muzza M *et al*：Four novel RET germline variants in exons 8 and 11 display an oncogenic potential in vitro. *Eur J Endocrinol* **162**：771-777, 2010

45）Mendes Oliveira D *et al*：Next-generation sequencing analysis of receptor-type tyrosine kinase genes in surgically resected colon cancer：identification of gain-of-function mutations in the RET proto-oncogene. *J Exp Clin Cancer Res* **37**：84, 2018

46）Taylor MH *et al*：Activity and tolerability of BLU-667, a highly potent and selective RET inhibitor, in patients with advanced RET-altered thyroid cancers. *J Clin Oncol* **37**, 2019

47）Mano H：ALKoma：a cancer subtype with a shared target. *Cancer Discov* **2**：495-502, 2012

48）Kohno T：Implementation of"clinical sequencing"in cancer genome medicine in Japan. *Cancer Sci* **109**：507-512, 2018

49）Crockett DK *et al*：Predicting phenotypic severity of uncertain gene variants in the RET proto-oncogene. *PLoS One* **6**：e18380, 2011

1. 細胞・分子生物学

肺がんの中枢神経系転移と分子標的薬耐性

矢野聖二

金沢大学がん進展制御研究所腫瘍内科

Key words／脳転移，髄膜がん腫症，耐性変異

はじめに

脳転移や髄膜がん腫症などの中枢神経系（CNS）転移は肺がんの 20〜30％ に発生し，頭痛や神経障害などを惹起して患者 QOL を著しく低下させる．*EGFR* 変異肺がんや *EML4-ALK* 肺がん（*ALK* 肺がん）では，新世代の分子標的薬である第三世代 EGFR チロシンキナーゼ阻害薬（TKI）のオシメルチニブや第二世代 ALK-TKI のアレクチニブの登場で，脳転移や髄膜がん腫症にも分子標的薬が高い確率で奏効し，いったん病勢を制御できるようになったが，約 30％ の症例では CNS 転移における耐性獲得により再燃する[1]．耐性化した CNS 転移は，定位脳照射で対処できる数個の脳転移を除き一般的に制御が困難であり，生命予後に直結する重大な問題である．本稿では，肺がんの CNS 転移に対する分子標的薬の有効性および耐性機構について概説する．

肺がんの CNS 転移の頻度

肺がんには多くのドライバー遺伝子異常が知られている．CNS 転移の頻度は，EGFR 野生型が約 20％ であるのに対し，EGFR 変異では約 30％，ALK 融合遺伝子では約 40％，ROS1 融合遺伝子では約 20％，RET 融合遺伝子では 25％ と報告されており，ドライバー遺伝子異常陽性肺がんのほうが CNS 転移の頻度が高い傾向にある．EGFR 変異肺がんの LMC の頻度は 3〜4％ であり，肺がんの CNS 転移のほとんどは脳転移である．LMC は脳転移より頻度は低いものの，QOL 低下の原因となるため臨床的には重篤な病態であると考えられる．

分子標的薬の治療効果

従来の殺細胞性抗がん薬の多くは血液脳関門（BBB）による移行制限のため，CNS 転移に対する治療効果はほとんど期待できない．一方，分子標的薬もほとんどが BBB による移行制限を受けるが，がん細胞の感受性がきわめて高いため，最初の分子標的治療として投与された場合の奏効率は 50〜80％ と高い．第 1 世代

EGFR-TKI であるゲフィチニブやエルロチニブの EGFR 変異肺がんの脳転移に対する奏効率は 80％ 程度である[2]．第 1 世代 ALK-TKI であるクリゾチニブの ALK 肺がんの脳転移に対する奏効率は約 70％ と高い[1]．クリゾチニブは ROS1 阻害活性も有しており，ROS1 肺がんの脳転移に対しても高い奏効率を示す．しかしながら無増悪生存期間が比較的短く，CNS 転移で再発することが多い．第 3 世代 EGFR-TKI のオシメルチニブや第 2 世代 ALK-TKI のアレクチニブ，第 3 世代 ALK-TKI のロルラチニブは CNS 移行性が高く，それぞれ第 1 世代薬よりも CNS 転移に対し高い奏効率を示し，PFS も長い[2][3]．また，第 1 世代に耐性となった CNS 転移症例に対してもこれらの新世代薬は比較的高い確率で奏効する．TRK や ROS1，ALK に阻害活性を有するエヌトレクチニブも CNS 移行性の優れた薬剤であり，CNS 転移に有効性を示す．しかし，これらの新世代分子標的薬に対しても CNS 転移が最終的に耐性化する症例が 10〜30％ 存在することが想定され，耐性機構の解明が必要である．

CNS 転移における分子標的薬耐性のメカニズム

既存の CNS 転移病変が分子標的薬に対し，いったん奏効した後に獲得耐性により増悪する場合と，新規の CNS 転移病変が出現する場合がある．いずれの場合も臨床検体の採取が困難であるため，耐性機構を解析した報告は少ないが，分子標的薬に耐性となった髄膜がん腫症では，髄液を採取し遺伝子変異解析がなされている．EGFR 変異肺がんのゲフィチニブ，エルロチニブ耐性 LMC では，CNS 外病変の耐性の約 50％ を占める EGFR-T790M 変異の検出率は 20％ 以下と低く[4]，LMC の耐性原因の多くは不明のままである．

そこで，筆者らは EGFR 変異肺がん細胞株を免疫不全マウスの髄腔内に移植しゲフィチニブを継続的に投与してゲフィチニブ耐性の髄膜がん腫症を誘導し，得られた耐性がん細胞を用いて耐性因子の同定を試みた．PC-9 細胞株を用いたモデルでは，MET 遺伝子コ

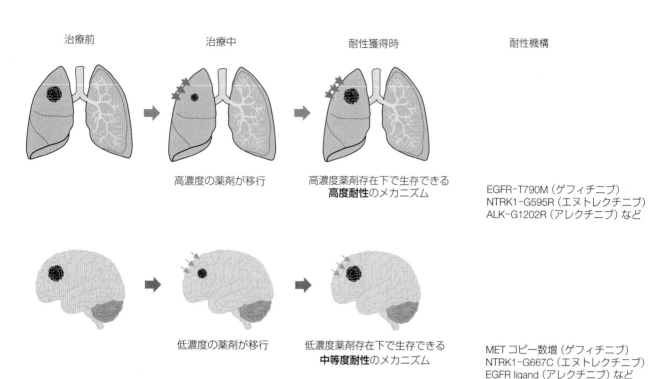

図❶ 中枢神経系（CNS）転移巣と CNS 外病巣における分子標的薬耐性機構の違い

ピー数の増加（親株では4コピーだが，耐性株では8コピーと2倍に増加）が検出された[5]．MET 遺伝子コピー数の2倍程度の増加は，*in vitro* ではゲフィチニブに軽度の耐性を付与するものであるが，中枢神経系ではBBB によりゲフィチニブの移行制限により低濃度しか分布しないため *in vivo* では十分な耐性を惹起するものと考えている（**図❶**）．その後の臨床的な解析で，第1世代 EGFR-TKI に耐性となった LMC 症例の CSF では約50%の症例で MET 遺伝子コピー数の増加が報告[6]されており，筆者らの LMC モデルは臨床に即した耐性機構の同定に有用であることが示された．

　ALK 肺がんのクリゾチニブ耐性脳転移や LMC に対して，第2世代 ALK-TKI であるアレクチニブが高い奏効率を示す．しかし，約30%の症例は獲得耐性により CNS 再発する．CNS 外病変の ALK-TKI 耐性において，ALK 耐性変異の占める頻度は EGFR-TKI 耐性における T790M 変異（約50%）より少ないが，複数のALK-TKI 使用後の耐性では徐々にその頻度が高まり，おもな耐性原因となることが知られている．しかし，ALK-TKI 耐性の LMC 症例の CSF を用いた解析では，ALK 耐性変異は17%に検出されたのみで，多くの耐性原因は不明である[7]．筆者ら[8]は EML4-ALK 肺がん細胞株の LMC モデルでアレクチニブ耐性を誘導し，得られた耐性がん細胞株の解析で EGFR リガンドの一つで

あるアンフィレグリン（AREG）が耐性原因であることを見出した．AREG は EGFR を活性化して生存シグナルを補い，アレクチニブ耐性を誘導していた．アレクチニブと EGFR-TKI（たとえばエルロチニブや CNS 移行性の良いオシメルチニブ）を併用することで LMC における耐性を解除できる．AREG は LMC 発症にも必要な増殖因子であることが報告されている[9]．髄液は栄養素に乏しく通常のがん細胞は増殖しづらい．LMC を形成できるがん細胞は補体 C3 を産生し，C3 受容体を発現した脈絡叢上皮細胞を刺激することにより細胞間隙を広げ，血液中の主要な増殖因子である AREG を CSF中に流入させてがん細胞増殖を促進する．したがって，AREG は LMC の発症を促進するのみならず分子標的薬耐性も惹起する治療標的であると考えられる．

　NTRK 融合遺伝子はがん種横断的に存在するドライバー遺伝子で，肺がんでも 0.1〜0.3%程度に検出され，TRK 阻害活性を有するエヌトレクチニブが2019年6月に認可された．NTRK1 に生じる G595R 変異と G667C変異がエヌトレクチニブに対しそれぞれ高度耐性および中等度耐性を誘導する耐性変異として知られている．筆者らは，TPM3-NTRK1 を有する大腸がん細胞株を用いた検討で，脳転移においては G667C 変異がエヌトレクチニブ耐性を誘導しうることを見出した[10]．これは高い CNS 移行性を示すエヌトレクチニブでも

BBB により多少なりとも移行制限が起こり，中等度耐性を惹起する G667C 変異でも脳内では耐性を生じるには十分なためであろうと考えている．さらに，フォレチニブが G667C 変異を有するがん細胞の脳転移にも有効であることを報告した．

おわりに

CNS 転移での分子標的薬耐性は薬物移行制限が起こり得る微小環境により CNS 外の耐性とは異なる機構で発症する可能性があり，今後は正確に診断できる診断法と有効な治療法の開発が必要である．

文　献

1) Gadgeel S *et al*：Alectinib versus crizotinib in treatment-naïve anaplastic lymphoma kinase-positive（ALK＋）non-small-cell lung cancer：CNS efficacy results from the ALEX study. *Ann Oncol* **29**：2214-2222, 2018

2) Iuchi T *et al*：Frequency of brain metastases in non-small-cell lung cancer, and their association with epidermal growth factor receptor mutations. *Int J Clin Oncol* **20**：674-9, 2015

3) Solomon BJ *et al*：Lorlatinib in patients with ALK-positive non-small-cell lung cancer：results from a global phase 2 study. *Lancet Oncol* **19**：1654-1667, 2018

4) Hata A *et al*：Rebiopsy of non-small cell lung cancer patients with acquired resistance to epidermal growth factor receptor-tyrosine kinase inhibitor：Comparison between T790M mutation-positive and mutation-negative populations. *Cancer* **119**：4325-32, 2013

5) Nanjo S *et al*：MET copy number gain is associated with gefitinib resistance in leptomeningeal carcinomatosis of EGFR-mutant lung cancer. *Mol Cancer Ther* **16**：506-515, 2017

6) Li YS *et al*：Unique genetic profiles from cerebrospinal fluid cell-free DNA in leptomeningeal metastases of EGFR-mutant non-small-cell lung cancer：a new medium of liquid biopsy. *Ann Oncol* **29**：945-952, 2018

7) Zheng MM *et al*：Clinical utility of cerebrospinal fluid cell-free DNA as liquid biopsy for leptomeningeal metastases in ALK-rearranged NSCLC. *J Thorac Oncol* **14**：924-932, 2019

8) Boire A *et al*：Complement component 3 adapts the cerebrospinal fluid for leptomeningeal metastasis. *Cell* **168**：1101-1113, 2017

9) Arai S *et al*：Osimertinib overcomes alectinib resistance caused by amphiregulin in a leptomeningeal carcinomatosis model of ALK-rearranged lung cancer. *J Thorac Oncol*, 2020［Epub ahead of print］

10) Nishiyama A *et al*：Foretinib overcomes entrectinib resistance associated with the NTRK1 G667C mutation in NTRK1 fusion-positive tumor cells in a brain metastasis model. *Clin Cancer Res* **24**：2357-2369, 2018

2. アレルギー・免疫・炎症

喘息-COPD オーバーラップ症候群と転写抑制因子 Bach2

桑原 誠　　山下政克

愛媛大学大学院医学系研究科免疫学

Key words／Bach2, IL-33R[+] Th2, ACOS

はじめに

　急速な高齢化により喘息と COPD のそれぞれの特徴をあわせもつ，喘息-COPD オーバーラップ症候群（Asthma and COPD overlap syndrome：ACOS）が増えている．近年，吸入ステロイドと気管支拡張薬に加え，ヒト化抗 IL-5 モノクローナ抗体が ACOS に対して効果的であることが示され，ACOS に IL-5 と Th2 細胞が関与する慢性アレルギー性炎症としての側面があることが示された．しかしながら，ACOS の発症と病態形成の分子機構はいまだ解明されていない．

　筆者らは，転写抑制因子 Bach2 の T 細胞特異的欠損マウスの肺で，IL-33 受容体陽性（IL-33R[+]）Th2 細胞の増加により，慢性の気道炎症が自然発症し，ACOS 様の病態が形成されることを見出した．さらに，Bach2 の発現低下により誘導される IL-33R[+] Th2 細胞は，IL-33 依存的に免疫応答を持続し，気道炎症の慢性化を引き起こすことが示唆された．一方，喘息患者のゲノムワイド関連解析から IL-33 および *IL-1RL1*（IL-33R をコードする遺伝子）の一塩基多型（SNPs）は喘息の危険因子として強い相関があることが示されている[1]．また，COPD 患者の肺では IL-33 や IL-33R が高発現していること，抗 IL-33 抗体が肺病変に効果を示すことが知られている[2]．これらの知見は，Bach2 による IL-33 依存的免疫応答の制御機構を解明することが，ACOS などの肺疾患に対する新規治療法の開発につながることを示唆している．そこで本稿では，Bach2 による IL-33R[+] Th2 細胞分化制御に関する筆者らの知見を紹介し，ACOS における Bach2 の役割について議論したい．

転写抑制因子 Bach2 による Th2 型免疫応答制御

　Bach2 は T 細胞，B 細胞や肥満細胞に高発現している．T 細胞において，Bach2 は T 細胞依存性免疫応答や制御性 T 細胞（Treg）による免疫恒常性の維持を制御している．全身性の Bach2 欠損マウスでは，致死性の慢性炎症が肺や腸管で観察されることが報告されている[3]．また，Bach2 は記憶 T 細胞の分化や，T 細胞の

終末分化および老化に伴う炎症性サイトカイン発現増加を抑制している[3]．Bach2 の免疫疾患への関与も明らかになってきている．BACH2 遺伝子の SNPs が喘息の危険因子として強い相関があること，BACH2 ハプロ不全が免疫不全症や自己免疫疾患に関連していることが報告されている[3]．これらの知見から，Bach2 は獲得免疫反応の重要な制御因子として着目されている．

　筆者ら[4]は，T 細胞特異的 Bach2 欠損マウスの肺において，ACOS 様の気道炎症が自然発症することを見出した．T 細胞特異的 Bach2 欠損マウスにおける ACOS 様気道炎症病態は，Stat6 の欠損により著しく改善されたことから，Th2 型炎症の関与が大きいことが示された．CD4 T 細胞において，Bach2 は転写因子 Batf と複合体を形成し，AP-1 複合体の活性を阻害することで，Th2 サイトカイン産生と Th2 細胞分化を抑制していることが明らかになった[4]．そして，アレルゲンなどの頻回な抗原刺激を受けた CD4 T 細胞では，Bach2 の発現が低下し，AP-1 依存的な Th2 サイトカイン産生の増加により，Th2 型免疫応答が亢進し，気道炎症が発症することが示された（**図❶**）．興味深いことに，T 細胞特異的 Bach2 欠損マウスの肺では，IL-33R[+] Th2 細胞が顕著に増加しており，この細胞が気道炎症の慢性化に関与している可能性が考えられた．

Bach2 による IL-33 受容体陽性（IL-33R[+]）Th2 細胞分化制御

　IL-33 はアレルゲン，寄生虫感染，ウイルス感染，タバコ煙などによる組織障害を受けた気道上皮細胞から分泌される．2 型自然リンパ球や一部の記憶 Th2 細胞は IL-33R を発現し，IL-33 依存的に IL-5，IL-13 を産生して，好酸球性気道炎症の誘導，慢性化に寄与する[2]．また，IL-33 は肺の上皮細胞や内皮細胞からの IL-6，IL-8 産生を増加させ，好中球性炎症を誘導し，肺の線維化や呼吸機能低下に関与する[2]．さらに，IL-33 は非アトピー性 COPD 患者の好酸球性気道炎症の病態を制御していることも報告されている[2]．このように，

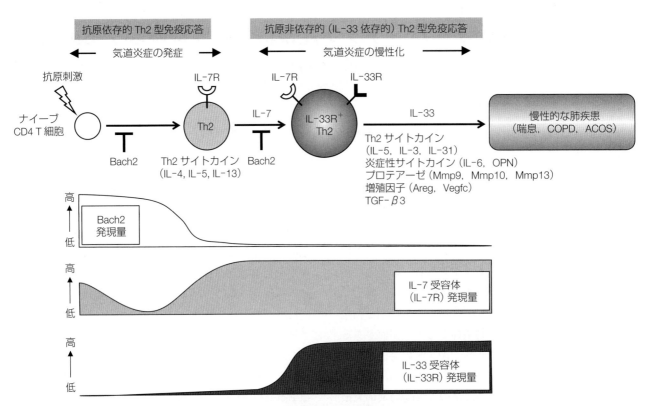

図❶　Bach2 による IL-33 受容体陽性（IL-33R⁺）Th2 細胞分化と気道炎症慢性化の制御メカニズム
　抗原刺激により Bach2 の発現が低下すると，Th2 細胞分化および抗原特異的 Th2 型免疫反応が亢進し，気道炎症が発症する．Bach2 の発現がさらに低下すると，IL-7 受容体（IL-7R）の発現増加により，IL-7 依存的に IL-33 受容体（IL-33R）の発現が誘導される．喘息や COPD の肺では IL-33 の分泌レベルが高いため，IL-33R⁺ Th2 細胞が IL-33 に反応し，炎症反応を持続させる．その結果，気道炎症が慢性化し，ACOS などの慢性的な肺疾患の病態が形成される．

IL-33 は慢性炎症を基本病態とする肺疾患に深く関与している．

　筆者らは，Bach2 発現低下により IL-7 受容体（IL-7R）発現が上昇し，それにともなう IL-7 シグナルの亢進が，Th2 細胞の生存を維持するとともに，IL-33R の発現を誘導し，IL-33R⁺ Th2 細胞が分化することを見出した（**図❶**）．また，IL-33R⁺ 記憶 Th2 細胞が気道炎症を発症した肺の三次リンパ組織における IL-7 産生細胞により維持され，気道炎症を慢性化させることが報告されている[5]．さらに，筆者らの研究から，IL-33R⁺ Th2 細胞は IL-33 依存的に Th2 サイトカイン（IL-5，IL-13，IL-31）や，炎症性サイトカイン（IL-6，OPN），マトリックスメタロプロテアーゼ（Mmp9，Mmp10，Mmp13），増殖因子（Areg，Vegfc），TGF-β3 を産生することも明らかになってきた．これらの結果から，Bach2 は IL-7 シグナルの調節を介して，IL-33R⁺ Th2 細胞の分化・維持と IL-33 依存的免疫応答を制御していることが示唆される．

　喘息や COPD の肺では IL-33 が高レベルに分泌されていることが報告されている[2]．したがって，喘息や

COPD の肺環境では，Bach2 発現が低下して IL-33R⁺ Th2 細胞が誘導され，分泌された IL-33 に反応して IL-33 依存的な Th2 型慢性気道炎症の増悪が起こり，ACOS 様の病態が形成されることが予想される．今後，ASCOS 患者検体での Bach2 発現レベルの解析が待たれる．

おわりに

　Bach2 は，T 細胞のアイデンティティを決定するガーディアン転写因子として機能している可能性が報告されている[6]．T 細胞のアイデンティティの一つは抗原特異性である．今回，Bach2 の発現低下により，Th2 細胞が抗原非特異的（IL-33 依存的）な免疫応答を示すことが明らかになった．このことは，Bach2 の低下で T 細胞アイデンティティの維持が破綻することで，疾患が引き起こされる可能性があることを示している．今後，T 細胞依存的免疫応答における Bach2 の役割について詳細に解析することが ACOS などの難治性肺疾患の新規治療法の開発につながることが期待される．

文　献

1) Moffatt MF *et al*：A large-scale, consortium-based genomewide association study of asthma. *N Engl J Med* **363**：1211-21, 2010

2) Gabryelska A *et al*：IL-33 Mediated Inflammation in Chronic Respiratory Diseases- Understanding the Role of the Member of IL-1 Superfamily. *Front Immunol* **10**：692, 2019

3) Yamashita M *et al*：The critical role of Bach2 in regulating type 2 chronic airway inflammation. *Int Immunol* **30**：397-402, 2019

4) Kuwahara M *et al*：Bach2-Batf interactions control Th2-type immune response by regulating the IL-4 amplification loop. *Nat Commune* **7**：12596, 2016

5) Shinoda K *et al*：Thy1＋IL-7＋ lymphatic endothelial cells in iBALT provide a survival niche for memory T-helper cells in allergic airway inflammation. *PNAS* **113**：E2842-51, 2016

6) Zhou Y *et al*：The Bach Family of Transcription Factors：A Comprehensive Review. *Clin Rev Allergy Immunol* **50**：345, 2016

2. アレルギー・免疫・炎症

SASP による慢性炎症とその制御

大森徳貴　　城村由和

東京大学医科学研究所 癌・細胞増殖部門癌防御シグナル分野

Key words／細胞老化，p53，SASP

はじめに

1961 年 Hayflick らにより，ヒトの正常細胞の培養をおこなうと，ある一定回数の分裂したのちに恒久的な増殖停止を起こすことが明らかになった[1]．この分裂限界を迎えた細胞は老化細胞とよばれている．発見当初，老化細胞は生体内の細胞を培養したことにより生じたアーティファクトではないかと疑われていたが，実際に生体内において老化細胞が存在することや，加齢とともに生体内に蓄積することが示されている[2]．老化細胞では，炎症性サイトカイン，ケモカイン，細胞外マトリックス分解酵素や増殖因子を分泌する Senescence-Associated Secretory Phenotypes（SASP）とよばれる現象が起き，周辺の微小環境に影響を与えることで，動脈硬化や糖尿病をはじめとする様々な加齢性疾病を引き起こすことがわかっている[3,4]．また老化細胞を生体内から除去することで，加齢性疾病が改善され，健康寿命が延長することが示されている[5,6]．本稿では，老化細胞が関与している肺疾患に触れつつ，その要因である SASP の制御機構について解説する．

老化細胞とは

細胞は DNA 損傷，テロメアの短小化，がん遺伝子の活性化，酸化ストレスなど様々なゲノムストレスを受け修復不可能であった場合，アポトーシスまたは細胞老化を誘導し，細胞のがん化を抑制していることが知られている．この細胞老化の誘導機構は，G2 期においてがん抑制タンパク質 p53 の活性化状態が維持されることで，M 期のスキップが起き，G1 期四倍体細胞である老化細胞が誘導されるというものである[7]．老化細胞は形態的には扁平化や肥大化を起こしており，SASP 因子を分泌している．また，Cdk4,6 の阻害タンパク質である $p16^{ink4a}$ の発現が上昇し G1 期停止が誘導され恒久的な増殖停止を起こしている[8]（**図❶**）．この恒久的な増殖停止が老化細胞の一番の特徴であるが，神経細胞をはじめとした多くの分化した細胞は増殖停止を起こしている．しかし，これらの細胞は上記のような誘導機構により生じたものではない．そのため老化細胞は，分裂可能な細胞が恒久的な増殖停止を起こした細胞である．

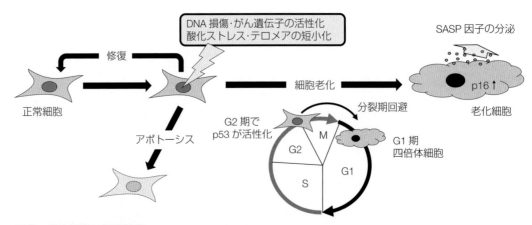

図❶　老化細胞の誘導機構
通常，細胞は様々な損傷を受けると修復機構が働き修復される．しかし損傷が大きく修復不可能であった場合，アポトーシスが起こるか，細胞老化を誘導することが知られており，この細胞老化を起こした細胞が老化細胞とよばれている．これまでに老化細胞は，G2 期で一過的にがん抑制遺伝子 p53 が上昇することで，分裂期回避が起こり，G1 期の四倍体細胞であることがわかっている．

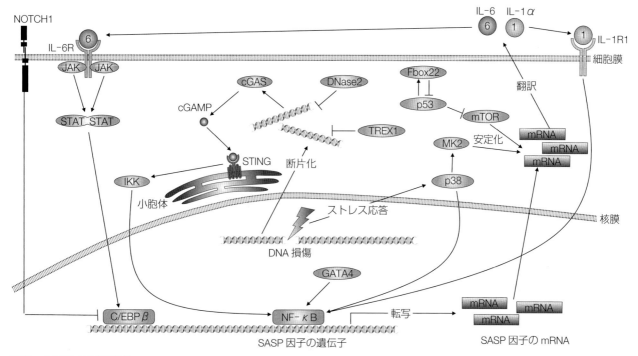

図❷　SASP の制御機構
　SASP 因子の遺伝子発現は C/EBPβ と NF-κB により直接制御されている．これらの因子は DNA 損傷により生じる DNA 断片，損傷によるストレス，細胞老化の誘導，SASP 因子によるポジティブフィードバックなど，様々な要因により制御されている．

（Faget DV *et al*, 2019[14]）より引用）

老化細胞と肺疾患

　これまで老化細胞は，線維化に関与しているのでないかと考えられている．特発性肺線維症（IPF）を発症した患者の肺組織の線維芽細胞および上皮細胞において，老化細胞のマーカーとして用いられている p21 や senescence-associated β-galactosidase の活性の上昇がみられた．また患者の細胞においては細胞老化の進行がみられたことから，IPF に老化細胞が関与していることが明らかとなった[9)10)]．これまでマウスを用いた研究ではブレオマイシンの投与により IPF の特徴である肺線維化が引き起こされることがわかっている[11)]．このモデルマウスにおいても，老化細胞のマーカーである p16 や SASP 陽性な線維芽細胞および上皮細胞の蓄積がみられた[12)]．実際，老化細胞除去薬と知られているダサチニブとケルセチンの投与や，遺伝的手法による p16 陽性細胞除去により，線維化は改善されることがわかった[12)]．さらにラパマイシンによる SASP 抑制により，肺の線維化は改善することもわかっている[13)]．これらのことから，老化細胞が分泌する SASP 因子が IPF の発症や進行に関与していると考えられている．

SASP 制御（図❷）[14)]

1）転写因子 nuclear factor κB（NF-κB）

　これまでに，NF-κB が IL-6 や IL-8 をはじめとする様々な SASP 因子の発現を調節していることが報告されている[15)]．この NF-κB の発現調節として，転写因子 GATA binding protein 4（GATA4）が上流で制御をしていることが報告されている[16)]．また，DNA 損傷応答として活性化する p38MAPK により NF-κB は活性化されるとともに，MAPK-activated protein kinase2（MK2）を介して SASP の mRNA が安定化されることが知られている[17)]．さらに，mammalian target of rapamycin（mTOR）により SASP 因子の一つである IL-1α の mRNA が安定化し，その受容体である IL-1 receptor 1（IL-1R1）と結合することで NF-κB が活性化するような正のフィードバックの経路も存在することも報告されている[18)19)]．

2）転写因子 CCAAT-enhancer-binding protein β（C/EBPβ）

　NF-κB のほかに，C/EBPβ も SASP 因子の発現を直接制御していることが知られている[20)]．C/EBPβ の制御機構として，シグナル伝達経路の一つである NOTCH1 シグナルにより抑制されることが報告され

た[21]．逆に，細胞外からの化学シグナルにより転写を制御する情報伝達系である，The Janus kinase/signal transducer and activator of transcription（JAK/STAT）経路により C/EBPβ は活性化される．この経路により SASP 因子の一つである IL-6 が転写される．IL-6 は細胞膜上に存在する受容体と結合すると，JAK/STAT を介して C/EBPβ が活性化するという正のフィードバックが生じることが報告されている[22]．

3）細胞内免疫系

最近，cyclin GMP-AMP synthase（cGAS）-stimulator of interferon gene（STING）経路が SASP の発現に重要な役割を果たしていることが報告された[23][24]．cGAS-STING 経路とは細胞質に存在する DNA 断片を認識し応答する細胞内免疫システムであり，様々な RNA および DNA ウイルス感染に対する生体防御機構に重要な役割を果たしている．この経路ではまず，cGAS が DNA 断片を認識すると GTP と ATP から cGAMP を合成する．つぎに，cGAMP は二次メッセンジャーとして小胞体上に存在する STING を活性化し，STING は IKK キナーゼを介して NF-kB を活性化するというものである．通常，細胞質に存在する DNA 断片は DNase2 や TREX1 といった DNA 分解酵素によって分解されている．しかし，老化細胞ではこれらの DNA 分解酵素の発現が低下し，細胞質に存在する DNA が増えていることが報告されている[25]．また，老化細胞では retrotransposable element L1 の転写が指数関数的に増加しており，この L1 の mRNA は cDNA に逆転写され，細胞質に cDNA が蓄積することも報告されている[26]．以上により，過剰に cGAS-STING 経路が活性化され，結果として SASP 制御にかかわる NF-kB を活性化させ，SASP 因子が産生される．

4）p53

これまで，活性化された p53 は mTOR の活性を阻害することが知られており[27]，老化細胞の誘導において活性化する p53 が，その後の過程である程度不活性化されることが SASP の誘導に必要であることを筆者ら[28]は報告した．またこの細胞老化過程での p53 の不活性化は，Fbxo22 によりユビキチン化・分解されることで生じることも見出している[28]．Fbxo22 は p53 により発現誘導されるため，Fbxo22 と p53 ではネガティブフィードバックが生じており，実際に Fbxo22 の除去をおこなうと p53 の活性は維持され，SASP 誘導が抑制される．

おわりに

老化細胞は IPF 以外にも COPD にも関係していることがわかってきている．老化細胞を生体から除去する薬剤が効果的な解決になるのではないかと考えられる．しかしながら老化細胞は傷の治癒の促進や，ある種のがんに対して増殖を抑制するといったプラスの側面ももつ．そのため老化細胞を除去するのではなく，SASP により病状を引き起こす機構を解明し，SASP の抑制を標的とすることが必要であり，機構の解明により新たな治療薬への道が開けるのではないかと考えられる．

文　献

1) Hayflick L et al：The serial cultivation of human diploid cell strains. *Exp Cell Res* **25**：585-621, 1961

2) Demaria M et al：An Essential Role for Senescent Cells in Optimal Wound Healing through Secretion of PDGF-AA. *Dev Cell* **31**：722-33, 2014

3) Minamino T et al：Endothelial cell senescence in human atherosclerosis：role of telomere in endothelial dysfunction. *Circulation* **105**：1541-1544, 2002

4) Minamino T et al：A crucial role for adipose tissue p53 in the regulation of insulin resistance. *Nat Med* **15**：1082-1087, 2009

5) Baker DJ et al：Clearance of p16Ink4a-positive senescent cells delays ageing-associated disorders. *Nature* **479**：232-236, 2011

6) Baker DJ et al：Naturally occurring p16（Ink4a）-positive cells shorten healthy lifespan. *Nature* **530**：184-189, 2016

7) Johmura Y et al：Necessary and sufficient role for a mitosis skip in senescence induction. *Mol Cell* **55**：73-84, 2014

8) Rayess H et al：Cellular senescence and tumor suppressor gene p16. *Int J Cancer* **130**：1715-1725, 2012

9) Kuwano K et al：P21Waf1/Cip1/Sdi1 and p53 expression in association with DNA strand breaks in idiopathic pulmonary fibrosis. *Am J Respir Crit Care Med* **154**：477-483, 1996

10) Lomas NJ et al：Idiopathic pulmonary fibrosis：immunohistochemical analysis provides fresh insights into lung tissue remodelling with implications for novel prognostic markers. *Int J Clin Exp Pathol* **5**：58-71, 2012

11) Izbicki G et al：Time course of bleomycin-induced lung fibrosis. *Int J Exp Pathol* **83**：111-119, 2002

12) Schafer MJ et al：Cellular senescence mediates

fibrotic pulmonary disease. *Nat Commun* **8**：14532, 2017

13) Calhoun C *et al*：Senescent cells contribute to the physiological remodeling of aged lungs. *J Gerontol A Biol Sci Med Sci* **71**：153-160, 2016

14) Faget DV *et al*：Unmasking senescence：context-dependent effects of SASP in cancer. *Nat Rev Cancer* **19**：439-453, 2019

15) Acosta J C *et al*：Chemokine signaling via the CXCR2 receptor reinforces senescence. *Cell* **133**：1006-1018, 2008

16) Kang C *et al*：The DNA damage response induces inflammation and senescence by inhibiting autophagy of GATA4. *Science* **349**：aaa5612, 2015

17) Alspach E *et al*：p38MAPK plays a crucial role in stromal-mediated tumorigenesis. *Cancer Discov* **4**：716-29, 2014

18) Laberge RM *et al*：MTOR regulates the pro-tumorigenic senescence-associated secretory phenotype by promoting IL1A translation. *Nat Cell Biol* **17**：1049-61, 2015

19) Herranz N *et al*：mTOR regulates MAPKAPK2 translation to control the senescence-associated secretory phenotype. *Nat Cell Biol* **17**：1205-1217, 2015

20) Kuilman T *et al*：Oncogene-induced senescence relayed by an interleukin-dependent inflammatory network. *Cell* **133**：1019-1031, 2008

21) Hoare M *et al*：NOTCH1 mediates a switch between two distinct secretomes during senescence. *Nat Cell Biol* **18**：979-992, 2016

22) Niehof M *et al*：Interleukin-6-induced tethering of STAT3 to the LAP/C/EBPbeta promoter suggests a new mechanism of transcriptional regulation by STAT3. *J Biol Chem* **276**：9016-27, 2001

23) Gluck S *et al*：Innate immune sensing of cytosolic chromatin fragments through cGAS promotes senescence. *Nat Cell Biol* **19**：1061-1070, 2017

24) Dou Z *et al*：Cytoplasmic chromatin triggers inflammation in senescence and cancer. *Nature* **550**：402-406, 2017

25) Takahashi A *et al*：Downregulation of cytoplasmic DNases is implicated in cytoplasmic DNA accumulation and SASP in senescent cells. *Nat Commun* **9**：1249, 2018

26) De Cecco M *et al*：L1 drives IFN in senescent cells and promotes age-associated inflammation. *Nature* **566**：73-78, 2019

27) Budanov AV *et al*：p53 target genes sestrin1 and sestrin2 connect genotoxic stress and mTOR signaling. *Cell* **134**：451-60, 2008

28) Johmura Y *et al*：SCFFbxo22-KDM4A targets methylated p53 for degradation and regulates senescence. *Nat Commun* **7**：10574, 2016

3. 形態・機能

間質性肺炎モデルマウスの構築

三浦陽子　　金澤　智

名古屋市立大学大学院医学研究科 神経発達症遺伝学分野

Key words／肺線維症モデル，ブレオマイシン，RA-ILD モデル，iUIP モデル

はじめに

　肺線維症の発症メカニズムにはいまだ不明点が多い．線維化のメカニズムを考えるうえで，モデル動物が果たす役割は大きい．肺胞上皮組織に対する損傷治癒を引き金とした炎症により線維化が進行すると考えられるため，多くの線維化モデルは肺組織に直接・間接に損傷を与えることで線維化を誘発している．最も利用されている線維症モデルはブレオマイシンを用いた誘導モデルであるが，この他アスベスト線維，シリカ等を誘導剤としたモデルなど，様々な誘導因子を用いた線維症動物モデルが提唱されてきた（**表❶**）[1]．しかし多くのモデルは，急性炎症を伴う一過性の線維症を発症し，必ずしもヒトにおける慢性・進行性の病態を反映していない．筆者らは関節炎モデルマウスを樹立したが，関節炎終了後，慢性・進行性の間質性肺炎を発症することを見出し，関節リウマチ関連間質性肺炎（RA-ILD）モデルと命名した．また，usual interstitial pneumonia（UIP）様の病理像を示す特発性肺線維症（IPF）に類似したモデル動物，iUIP モデルの樹立にも成功した．本稿では，代表的な線維症モデルの概要を示し，RA-ILD モデル，iUIP モデルについてそれぞれ概説する．

ブレオマイシン誘導性肺線維症モデル

　ブレオマイシンによる線維症の誘導は，マウス，ラット，ウサギ，イヌ，ヒツジ等の様々な動物で可能であり，投与方法も気管支，血管，腹腔，皮下と様々である．ヒツジを用いたモデルでは，内視鏡を用いることで誘導個所を限定することができる[2]．ブレオマイシンは，フリーラジカル等の酸化ストレスを誘発して DNA 損傷を引き起こす[3]．血管内投与，ポンプを用いた皮下投与の際は，血管内皮細胞がはじめに損傷を受ける．このため，とくにブレオマイシンの血管内投与は，ヒトにおけるブレオマイシン由来の薬剤性肺線維症モデルと考えられる[4]．一方，気管内投与（経気道投与）は気管支上皮細胞が標的となり，肺胞細胞への損傷を直接与えることが可能である．ブレオマイシンの気管内投与では，単回または複数回の投与がおこなわれ，気管支，細気管支上皮細胞，肺胞上皮細胞が損傷を受け，2〜4 週で強い肺臓内炎症とともに線維化を示し，NSIP 様の病理像を示す．この線維化は一過性で，多くの個体が根治する．一方，より強い誘導をおこなう場合，全ての個体が死亡することになる．ブレオマイシンは，血中半減期が数時間〜21 時間で，誘導剤としての至適濃度範囲が比較的狭く，重篤度を制御することが難しい[5]．

石綿症（アスベストーシス）モデル

　ヒトにおける石綿症は UIP パターンを示すが，その

表❶　肺線維症モデルの種類と病態

モデル名	組織学的特徴
ブレオマイシン	AEC 肥厚，UIP パターンは示さない，強い線維化
石綿症	Fibroblastic foci，UIP パターン様を示すこともある マクロファージの活性化
シリカ	UIP パターン様を示すこともある マクロファージの活性化
FITC	AEC 損傷，炎症が強い，線維化部分が FITC の蛍光で検出できる
TGFβ 過剰発現	AEC 損傷，炎症治癒を再現した線維化
RA-ILD	関節炎合併症，NSIP 様病理像
iUIP	蜂巣肺構造，UIP 様病理像，細気管支上皮細胞の異所性浸潤

AEC：alveolar epithelial cell，肺胞上皮細胞

（B Moore B *et al*, 2013[1] より改変引用）

線維化は IPF よりも広域である[6]. このため, IPF モデルとしてアスベスト線維の気管内投与が使用される. アスベスト線維は肺胞細胞の損傷および酸化ストレスを誘発し, 1〜2 週程度で線維症を発症する. その際, 同時にマクロファージや好中球, 好酸球, リンパ球等も損傷を受ける. ヒトの IPF でも観察される fibrotic foci (線維芽細胞の増生巣) も確認できる. このように, アスベスト線維を用いる線維症の誘導はヒトの IPF との類似性が高いが, 一方で組織の中心部に線維化が寄っており, 胸膜下の線維化は低いことが課題となっている.

シリカ誘導性肺線維症モデル

シリカを用いた誘導法は線維の小節を形成し, 線維化を進める. しかし, マウスの種類により線維化の度合いがかわり, たとえば C57Bl/6 マウスでは感度が高い. シリカを用いた誘導法では, アスベスト線維と同様にシリカの沈着部分に線維化が観察されるが, シリカはクリアランスされ, 線維化のみが形成される. 気管内投与では 2〜4 週で線維化がみられる.

FITC 誘導性肺線維症モデル

蛍光物質である Fluorescein isothiocyanate (FITC) もまた肺線維症モデルとして用いられる[7]. FITC による誘導では損傷を受けた個所が線維化を示し, 気管内投与で 2〜3 週後に線維化を示すようになる. 加えて, FITC が免疫蛍光で反応するため, 損傷個所がわかりやすい[7)8)].

TGF-β 過剰発現モデル

サイトカイン系の過剰発現モデルには, TGF-β, TNF-α, IL13, IL-1β を発現させているものがある. TGF-β 過剰発現モデルでは, コラーゲン線維の増加がみられ, 線維化を示すことが明らかとなっている. IL-13 を細気管支上皮細胞に過剰発現させたモデルや IL-1β を肺内で発現させモデルは, IL-13 や IL-1β が TGF-β の産生を促すことを利用した線維化モデルである[9)10)]. また, TNF-α 発現モデルは早期炎症の反応を利用しており, このモデルにおいても他のトランスジェニックモデルと同様, TGF-β の産生を促すことを利用したモデルである[11]. このように, いくつかの線維症トランスジェニックモデルが開発されているが, これらのモデルは共通して TGF-β のコラーゲン産生能を促しており, 炎症治癒の過程を再現した線維症である.

リウマチ肺モデル (RA-ILD モデル)

関節リウマチは, 関節におけるパンヌスの形成および骨破壊がみられる全身性の疾患である. 関節リウマチの合併症として間質性肺炎が発症する[12]. また抗リウマチ薬等による薬剤性肺線維症も問題となっているが, その発症機序は明らかとなっていない. SKG マウスでは, 約 2 割の個体がリウマチ肺を発症する[13].

一方, 新たに筆者らが樹立した関節リウマチモデルの D1CC および, D1BC トランスジェニックマウスは軟骨および滑膜細胞に class Ⅱ transactivator (CIITA) B7.1 をそれぞれ発現している. CIITA は MHC class Ⅱ のマスタースイッチとなるコアクティベーター, B7.1 は抗原提示細胞が発現する副刺激シグナル分子の一つである. D1CC×D1BC マウスは CIITA, B7.1 を同時に発現するホモ型のトランスジェニックマウスである. D1CC×D1BC マウスは関節炎に対し高感受性を示し, SKG マウス同様, 合併症として関節リウマチ関連間質性肺炎 (rheumatoid arthritis-associated interstitial lung disease:RA-ILD) を発症する[14)15)]. このマウスでは, 血清 SP-D 値を測定することで病態進行をモニタリングできる. 病態発症は関節炎発症後に起こる. 病理組織学的には NSIP 様の症状を示し, 約 7 割のマウスで慢性かつ進行性の病態が観察できる (図❶). 本マウスに水素水を投与することで間質性肺炎が抑制できることが明らかとなった[16].

induced-usual interstitial pneumonia mouse model, iUIP モデル

D1CC×D1BC マウスは, 間質性肺炎に対し高感受性を示す. この D1CC×D1BC マウスにブレオマイシンとマイクロバブルの混合液を気管内投与した後, 脱毛した胸部上で超音波処理を施し肺炎を誘導する. 誘導後 2〜4 週目に血清 SP-D 値が高値を示し, 組織学的にもリンパ球やマクロファージ等の炎症系細胞の浸潤が観察される. その後 6〜8 週にかけ一端緩解するものの, 10〜14 週において強い線維化を伴う蜂巣肺構造を形成する. 加えて, 14 週の肺では浸潤性を獲得した細気管支上皮細胞も観察され, 慢性化した UIP 様病態を示す(図❶).

線維化発症モデル (メカニズム)

細気管支上皮細胞は, つねに酸素に触れる位置にあるため, 酸化ストレスを受けやすい. またタバコや空気中の塵や埃を吸い込んだ際の遺物に対する防御をおこなうため, 外界からのダメージを受ける場であると

関節リウマチ関連間質性肺炎モデル
（RA-ILD model）

・D1CC（CIITA tg mouse）
・D1BC（B7.1 tg mouse）
・D1CC×D1BC mouse

特発性肺線維症モデル
（iUIP model）

・D1CC×D1BC mouse

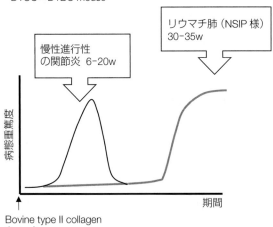

慢性進行性
の関節炎 6-20w

リウマチ肺（NSIP 様）
30-35w

病態重篤度

期間

Bovine type II collagen
（twice）

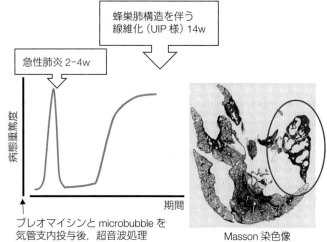

急性肺炎 2-4w

蜂巣肺構造を伴う
線維化（UIP 様）14w

病態重篤度

期間

ブレオマイシンと microbubble を
気管支内投与後，超音波処理

Masson 染色像
赤丸内は蜂巣肺構造を示す

図❶　リウマチ肺および肺線維症モデルの概念図
　関節リウマチ関連間質性肺炎モデル（RA-ILD モデル）は，D1CC，D1BC マウス，D1CC×D1BC マウス等，関節リウマチモデルで発症する．ウシⅡ型コラーゲン adjuvant 免疫後，5〜20 週程度にわたり慢性・進行性の関節炎が観察される，その後強直が起こるが，関節炎自体は減弱する．30〜35 週で NSIP 様の間質性肺炎を示す．特発性肺線維症モデル（iUIP モデル）は，D1CC×D1BC マウスでブレオマイシンによる誘導後，2〜4 週で急性炎症を示し，一端緩解傾向になるものの，10〜14 週で蜂巣肺構造を伴う強度の線維化を示す．
（i ページカラー図譜参照）

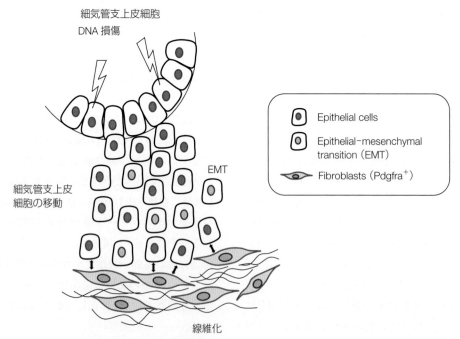

細気管支上皮細胞
DNA 損傷

細気管支上皮
細胞の移動

EMT

線維化

Epithelial cells

Epithelial-mesenchymal
transition（EMT）

Fibroblasts（Pdgfra+）

図❷　細気管支上皮細胞と線維芽細胞のかかわり
　ヒト IPF 病理像および iUIP モデルにおいて，気管支上皮細胞の異常が見出されている．浸潤性肺上皮細胞のうち，一部は EMT を示すと考えられる．また，細気管支上皮細胞が線維芽細胞に作用し，線維化を進める可能性がある．
（i ページカラー図譜参照）

考えられる．IPF患者の肺組織においても，上皮細胞の異性化等が観察されている．このように，つねに外界からの刺激を受ける細気管支上皮細胞が，上皮間葉転換（epithelial mesenchymal transition：EMT）および独自に浸潤性を獲得することで，直接的または間接的に線維芽細胞における線維化を促進する可能性がある（図❷）．

おわりに

　これまで様々な線維症モデルが考えられ，検討が進められてきた．これらのモデルは，制約要素があるものの肺線維症発症メカニズムについて多くの知見を提供してきた．筆者らの構築したRA-ILD，iUIPモデルも，これまでのモデル同様，線維化の病因解明に向けて利用されていくことが期待される．

文　献

1) B Moore B *et al*：Animal models of fibrotic lung disease. *Am J Respir Cell Mol Biol* **49**：167-79, 2013

2) Organ L *et al*：Structural and functional correlations in a large animal model of bleomycin-induced pulmonary fibrosis. *BMC Pulm Med* **15**：81, 2015

3) Iqbal ZM *et al*：Single-strand scission and repair of DNA in mammalian cells by bleomycin. *Cancer Res* **36**：3834-3838, 1976

4) Adamson IY, Bowden DH：The pathogenesis of bleomycin-induced pulmonary fibrosis in mice. *Am J Pathol* **77**：185-197, 1974

5) Dorr RT：Bleomycin pharmacology：mechanism of action and resistance, and clinical pharmacokinetics. *Semin Oncol* **19**（2 Suppl 5）：3-8, 1992

6) Roggli VL *et al*：Pathology of asbestosis-An update of the diagnostic criteria：Report of the asbestosis committee of the college of american pathologists and pulmonary pathology society. *Arch Pathol Lab Med* **134**：462-480, 2010

7) Roberts SN *et al*：A novel model for human interstitial lung disease：hapten-driven lung fibrosis in rodents. *J Pathol* **176**：309-318, 1995

8) Christensen PJ *et al*：Induction of lung fibrosis in the mouse by intratracheal instillation of fluorescein isothiocyanate is not T-cell-dependent. *Am J Pathol* **155**：1773-1779, 1999

9) Lee CG *et al*：Interleukin-13 induces tissue fibrosis by selectively stimulating and activating transforming growth factor beta（1）. *J Exp Med* **194**：809-821, 2001

10) Kolb M *et al*：Transient expression of IL-1beta induces acute lung injury and chronic repair leading to pulmonary fibrosis. *J Clin Invest* **107**：1529-1536, 2001

11) Sime PJ *et al*：Transfer of tumor necrosis factor-alpha to rat lung induces severe pulmonary inflammation and patchy interstitial fibrogenesis with induction of transforming growth factor-beta1 and myofibroblasts. *Am J Pathol* **153**：825-832, 1998

12) Olson AL *et al*：Rheumatoid arthritis-interstitial lung disease-associated mortality. *Am J Respir Crit Care Med* **183**：372-378, 2011

13) Redente EF *et al*：Nintedanib reduces pulmonary fibrosis in a model of rheumatoid arthritis-associated interstitial lung disease. *Am J Physiol Lung Cell Mol Physiol* **314**：L998-L1009, 2018

14) Kanazawa S *et al*：Aberrant MHC class Ⅱ expression in mouse joints leads to arthritis with extraarticular manifestations similar to rheumatoid arthritis. *Proc Natl Acad Sci U S A* **103**：14465-14470, 2006

15) Miura Y *et al*：A Subpopulation of Synovial Fibroblasts Leads to Osteochondrogenesis in a Mouse Model of Chronic Inflammatory Rheumatoid Arthritis. *JBMR Plus* **3**：e10132, 2019

16) Terasaki Y *et al*：Effect of H2 treatment in a mouse model of rheumatoid arthritis-associated interstitial lung Disease. *J Cell Mol Med* **23**：7043-7053, 2019

4. 閉塞性肺疾患

COPD 発症における好塩基球の役割

柴田　翔　　烏山　一

東京医科歯科大学大学院医歯学総合研究科免疫アレルギー学分野

Key words／COPD，好塩基球，間質マクロファージ

はじめに

慢性閉塞性肺疾患（COPD）は全世界で1億7,450万人が罹患している疾患で，死亡原因の第4位を占めている[1]．不可逆的な気流閉塞をきたす慢性気管支炎と，進行性の肺気腫の合併を特徴とする．同じく気道閉塞を呈する気管支喘息に関しては，病態解明が進み，免疫グロブリンE（IgE）やTh2サイトカインをターゲットとした抗体医薬が開発されているが，COPDの病態，とくに肺気腫形成に関しては免疫学的解析ならびに治療法開発が遅れている．

好塩基球は顆粒球の一種で，末梢血中の白血球の1%未満しか存在しない稀少な細胞集団である．最近の研究により，好塩基球はアトピー性皮膚炎や気管支喘息等のアレルギー炎症，寄生虫感染防御などTh2型の免疫応答において重要な役割を担っていることが明らかとなっている[2]．COPD同様，気流閉塞を特徴とする気管支喘息では，重症喘息患者の剖検例において肺組織中に好塩基球の浸潤を多数認めたとの報告がある[3]．また，Th2炎症を誘導するプロテアーゼであるパパインを用いたマウス喘息モデルにおいて，好塩基球由来のインターロイキン（IL）-4により自然免疫リンパ球が活性化され，ケモカインやIL-5，IL-13などのサイトカインの産生を促進することで，気道への好酸球の浸潤を引き起こすことが知られている[4]．一方，COPD患者においては健常者と比較して末梢血好塩基球数が増加し[5]，肺組織への好塩基球の浸潤[6]が認められることが報告されている．しかしながら，COPDの病態，肺気腫形成における好塩基球の役割については明らかになっていない．

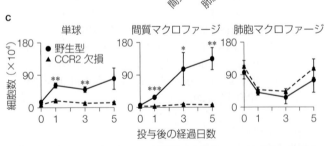

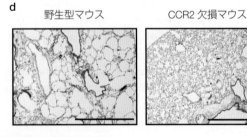

図❶　エラスターゼ投与により間質マクロファージが肺に集積し，気腫病変が形成される

  a） エラスターゼ投与0，1，3，5日目における肺の *Mmp12* の相対的遺伝子発現量を0日目での *Mmp12* の発現量を1として示す（n＝5，平均±標準誤差）．
  b） エラスターゼ投与5日目における単球，間質マクロファージ，肺胞マクロファージの *Mmp12* の相対的遺伝子発現量を単球でのMmp12の発現量を1として示す（n＝4，平均±標準誤差）．
  c）d） BALB/c 野生型マウスもしくはCCR2欠損マウスにエラスターゼを点鼻投与.
    c. 0，1，3，5日目における肺の浸潤細胞をフローサイトメーターにて解析．単球，間質マクロファージ，肺胞マクロファージの細胞数を示す（n＝3，平均±標準誤差）．
    d. 21日目の肺切片 HE 染色を示す．40倍，スケールバー 500 μm.
*p＜0.05，**p＜0.01，***p＜0.001 Student's t 検定もしくは一元配置分散分析後に Tukey's 多重比較検定で解析.
(Shibata S *et al*, 2018[7] より改変引用)

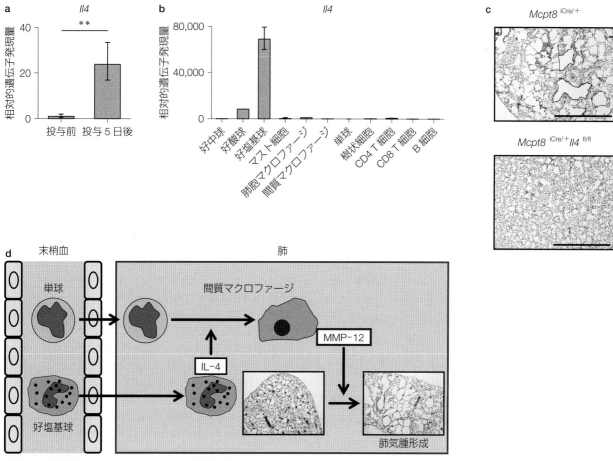

図❷ 好塩基球の分泌する IL-4 が肺気腫形成にかかわる
　a) エラスターゼ投与 0, 5 日目における肺の *Il4* の相対的遺伝子発現量を, 0 日目での *Il4* の発現量を 1 として示す（n＝5, 平均±標準誤差）.
　b) エラスターゼ投与 5 日目に肺から単離した各細胞の *Il4* の相対的遺伝子発現量を, 好中球での *Il4* の発現量を 1 として示す（n＝3, 平均±標準誤差）.
　c) *Mcpt8* [iCre/＋]（好塩基球が IL-4 を分泌できるマウス）, *Mcpt8* [iCre/＋] *Il4* [fl/fl]（好塩基球が IL-4 を分泌できないマウス）にエラスターゼを点鼻投与. 21 日目の肺切片 HE 染色を示す. 40 倍, スケールバー 500 μm.
　d) エラスターゼモデルにおける肺気腫形成の仕組み.
　＊＊p＜0.01 Student's t 検定で解析.

（Shibata S *et al*, 2018[7]）より改変引用）

間質マクロファージの分泌する MMP-12 が肺気腫形成にかかわる

　筆者ら[7]は, プロテアーゼであるエラスターゼの点鼻により誘導される動物モデルを用いて, 好塩基球の COPD 病態, 肺気腫形成への関与を解析した. マトリックスメタロプロテアーゼ（matrix metalloproteinase：MMP)-12 は, ヒト, マウスにおいて肺胞壁を構成するエラスチンをそのプロテアーゼ活性により分解することで肺気腫形成に寄与することが知られている[8]. 実際エラスターゼ誘発モデルにおいても, MMP-12 欠損マウスや MMP-12 拮抗薬を投与したマウスでは肺気腫形成がほとんど起こらなかった. 肺における *Mmp12* の遺伝子発現は, エラスターゼ投与後の 5 日間で徐々に増加していた（**図❶a**). 肺に浸潤した免疫細胞を解析したところ, 単球・マクロファージの集団において *Mmp12* の発現が高いことが明らかになった. フローサイトメトリーを用いた解析により, これらの集団は, 単球, 間質マクロファージ, 肺胞マクロファージの 3 種類に細分化でき, 間質マクロファージでは単球や肺胞マクロファージにくらべて高い *Mmp12* の発現を認めた（**図❶b**). つぎに末梢血の単球が肺に浸潤し, 間質マクロファージに分化すると予想し, 単球の末梢組織への浸潤が阻害される CCR2 欠損マウスを用いて解析をおこなったところ, CCR2 欠損マウスではエラスターゼ投与後に単球の肺への浸潤が起こらず, 間質マクロファージの出現も認められなかった（**図❶c**). 組織像

においても野生型マウスにくらべて CCR2 欠損マウスでは肺気腫形成がほとんど認められなかった（図❶d）. これらの結果から，単球由来の間質マクロファージがMMP-12 を産生し，肺気腫形成にかかわることが示唆された.

好塩基球の分泌する IL-4 が単球から間質マクロファージへの分化にかかわる

間質マクロファージの特徴を肺胞マクロファージと比較し解析したところ，*Arg1*，*Fizz1* の発現が高く M2マクロファージの性質をもつことがわかった. M2マクロファージの分化にかかわる Th2 サイトカインを調べたところ，エラスターゼ投与後の肺で 5 日目までに *Il4* の発現が上昇することが明らかとなった（図❷a）. *Il4* 欠損マウスでは単球から間質マクロファージへの分化，肺における *Mmp12* の発現が抑制され，肺気腫の形成も抑制された. 以上より IL-4 が MMP-12 産生間質マクロファージの分化にかかわることが示唆された.

つづいて IL-4 を産生する細胞を特定するため，エラスターゼ投与 5 日目に肺に浸潤した免疫細胞を解析したところ，好塩基球にて *Il4* の発現がきわめて高いことがわかった（図❷b）. 抗体や遺伝子改変マウスを用いて好塩基球を除去したところ，間質マクロファージへの分化，肺における *Mmp12* の発現が抑制され，肺気腫の形成も抑制された.

最後に，好塩基球特異的に IL-4 を欠損したマウス（*Mcpt8*$^{iCre/+}$*Il4*$^{fl/fl}$）を作製し，好塩基球由来 IL-4 の肺気腫形成における役割を解析した. その結果，好塩基球特異的 IL-4 欠損マウスでは間質マクロファージへの分化，肺における *Mmp12* の発現が抑制され，肺気腫の形成も抑制された（図❷c）. 以上より好塩基球由来 IL-4 が単球の MMP-12 産生間質マクロファージへの分化を誘導し，肺気腫形成にかかわることが強く示唆された（図❷d）.

おわりに

筆者らの *in vitro* の解析において，ヒト好塩基球を刺激した上清にてヒト単球を培養すると *MMP12* の発現が認められた. さらにコホート研究で，成人喫煙者においてMMP-12 の 1 塩基多型が COPD 発症のリスクに関与することが報告されている[9]. 今回のエラスターゼ誘発モデルの解析で得られたメカニズムは，ヒトCOPD の初期病態にも当てはまるのではないかと推察している.

文　献

1) Lozano R *et al*：Global and regional mortality from 235 causes of death for 20 age groups in 1990 and 2010：a systematic analysis for the Global Burden of Disease Study 2010. *Lancet* **380**：2095-128, 2012
2) Karasuyama H *et al*：Multifaceted roles of basophils in health and disease. *J Allergy Clin Immunol* **142**：370-380, 2018
3) Kepley CL *et al*：Immunohistochemical detection of human basophils in postmortem cases of fatal asthma. *Am J Respir Crit Care Med* **164**：1053-8, 2001
4) Motomura Y *et al*：Basophil-derived interleukin-4 controls the function of natural helper cells, a member of ILC2s, in lung inflammation. *Immunity* **40**：758-71, 2014
5) Xiong W *et al*：Can we predict the prognosis of COPD with a routine blood test? *Int J Chron Obstruct Pulmon Dis* **2017**：615-625, 2017
6) Jogdand P *et al*：Mapping of eosinophil and basophils in COPD lung tissues. *Eur Respir J* **46**（suppl 59）：PA384, 2015
7) Shibata S *et al*：Basophils trigger emphysema development in a murine model of COPD through IL-4-mediated generation of MMP-12—producing macrophages. *Proc Natl Acad Sci U S A* **115**：13057-13062, 2018
8) Churg A *et al*：Series "matrix metalloproteinases in lung health and disease"：Matrix metalloproteinases in COPD. *Eur Respir J* **39**：197-209, 2012
9) Hunninghake GM *et al*：MMP12, lung function, and COPD in high-risk populations. *N Engl J Med* **361**：2599-608, 2009

COPD における気道・腸管の microbiome

友田恒一

川崎医科大学総合内科学 1 教室

Key words／COPD, microbiome, Dysbiosis

はじめに：Microbiome とは（gut から airway へ）

人体では，口腔，鼻腔，胃，小腸・大腸，皮膚，膣などに常在菌が生息し，それぞれ固有の細菌集団である細菌叢が形成されている．近年の解析技術の進歩によって従来の培養法では検出できなかった細菌が検出できるようになり，細菌叢全体を解析することが可能となった．現在では微生物群とその全ゲノムを指したmicrobiome という概念が定着しつつある．消化管，とくに大腸に生息する細菌は 100 兆個と最も多く，ヒトの体の細胞数の総数である 37 兆個の約 25 倍にあたる．腸内細菌叢は「もう一つの臓器」ともよばれ，この腸内細菌叢が生体に様々な影響を及ぼすことが明らかにされている[1]．

腸内細菌叢の機能は多方面にわたるが，細菌叢全体のバランス（Microbiome の多様性）が維持されると宿主は健全な状態を保つことができる一方，バランスがくずれると（Dysbiosis），様々な疾患を引き起こすことが明らかになっている．この Dysbiosis は腸疾患だけでなく，肥満関連代謝異常，自己免疫疾患，アレルギー疾患，精神神経疾患など様々な疾患の発症と密接に関連していることが明らかになっており，この「もう一つの臓器」こと腸内細菌叢は最も注目されている領域の一つとなっている[2]．

従来の培養法では細菌は検出されていなかった下気道や肺組織においても，少量ではあるが細菌が生存することが近年明らかになり，肺における Microbiome のバランスを保つことが健常肺の維持にも寄与していると考えられ，様々な呼吸器疾患とのかかわりも明らかにされつつある．

本稿では慢性閉塞性肺疾患（COPD）における Microbiome の役割を，腸内細菌叢，気道細菌叢の 2 つの観点から概説する．

腸内細菌叢と COPD：Gut-Lung axis

腸内環境の変化が呼吸器疾患の病態と関連することがすでに気管支喘息で知られており，この現象は Gut-lung axis として知られている[3]．他の呼吸器疾患でも，臨床現場でこの Gut-lung axis の存在を経験することがある[4][5]が，COPD における Gut-lung axis に関する知見はいまだ多いとはいえない．動物実験では，通常の給餌下では 8 週間喫煙曝露をおこなっても気腫病変は認められないものの［喫煙群］，腸内環境を悪化させる給餌下（食物繊維除去食非連続給餌）で喫煙曝露をおこなうと気腫病変が認められた［肺気腫群］．喫煙群と肺気腫群で糞便中の細菌叢および代謝産物である有機酸濃度を比較すると，肺気腫群では喫煙によって減少したビフィズス菌量には差は認められなかったが，有機酸濃度のさらなる低下が認められた（図❶）[6]．さらに肺気腫群では喫煙群で認められた体重減少や，骨密度の低下がより高度であった．

Whey ペプチド含有の経腸栄養剤は COPD 患者の全身性炎症を軽減する効果を有することが報告されていたが[7]，その機序は明らかにされていない．この栄養剤はエラスターゼ誘導のラット肺気腫病変を軽減するとともに肺胞洗浄液の好中球を減少させた．回盲部の有機酸のうち短鎖脂肪酸量の著明な増加を認めたことから，腸内細菌から産生される短鎖脂肪酸が肺における抗炎症作用を介して気腫病変抑制に関与していると考えられた（図❷）[8]．

これらの結果から，腸内細菌叢とその代謝産物である有機酸濃度の変化いわゆる「腸内環境の変化」が喫煙曝露による気腫病変だけでなく，併存症として知られる栄養障害や骨粗鬆症の進展にも関与していると考えられた．

気道内細菌叢と COPD

炎症性腸疾患同様に気道内細菌叢における Dysbiosisが，気管支喘息，間質性肺炎，COPD などの呼吸器疾患の発症にも関与していると考えられている[9]．様々な誘因によりいったん Dysbiosis が起こると気道炎症が促進し，この気道炎症がさらに Dysbiosis を促進するという悪性サイクルが形成されるとされ，呼吸器疾患の

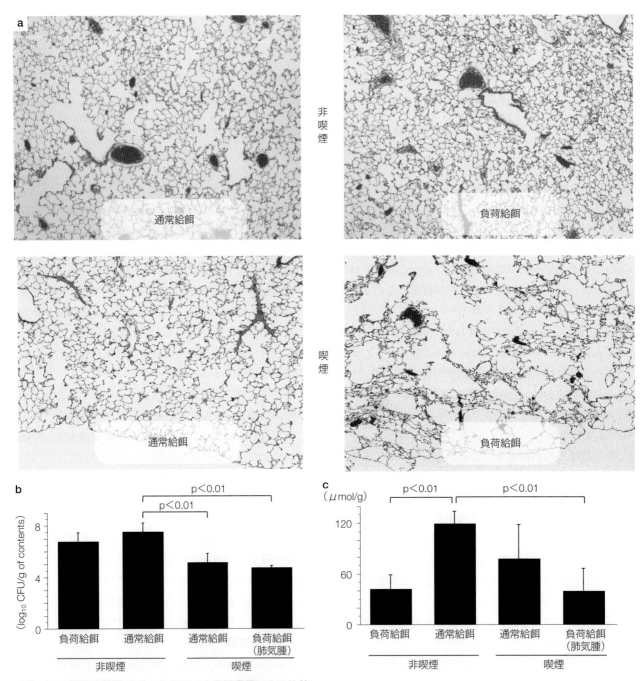

図❶　腸内環境を悪化させる給餌下での喫煙曝露による比較
　a）腸内環境を悪化させる給餌下での喫煙曝露による気腫病変
　b）腸内環境を悪化させる給餌下での喫煙曝露によるビフィズス菌量の変化
　c）腸内環境を悪化させる給餌下での喫煙曝露による有機酸濃度の変化
（ii ページカラー図譜参照）

（Tomoda K *et al*, 2014[6]）より引用）

発症に重要な気道炎症と Dysbiosis が密接に関連していると考えられている[10]．

　気道内細菌叢における Dysbiosis と COPD の病態が様々な側面で深くかかわっていることが明らかにされてきた．Firmicutes，Proteobacteria 門が COPD 患者では増加しており，肺内における Dysbiosis が COPD の

発症にも寄与している可能性が考えられている[11]．この Dysbiosis は COPD の発症だけでなく急性増悪や COPD の進行にも関与していると考えられ，COPD の病態を考えるうえでは Dysbiosis を中心とした悪性サイクルの存在も提唱されている（**図❸**）[12]．近年では Dysbiosis が COPD の予後にも関連している可能性につ

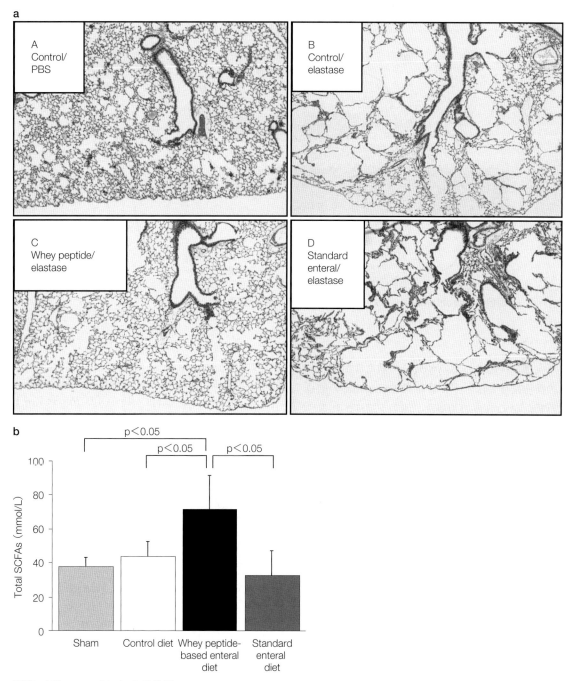

図❷ **Whey peptide による効果**
a）Whey peptide によるエラスターゼ誘導肺気腫抑制効果
b）Whey peptide による回盲部有機酸量の上昇
（iii ページカラー図譜参照）

（Tomoda K *et al*, 2015[8]）より引用）

いても報告されている[13]．COPD 患者へのステロイド吸入については肺炎の発症に注意する必要があるが，ステロイド吸入使用患者と非使用患者の間では，Microbiome の多様性が異なり，ステロイド吸入開始後に発症する肺炎にも Dysbiosis が関与している可能性が考えられている[14]．

おわりに

　腸内，気道内の細菌叢の Dysbiosis が COPD の発症や増悪に関連していることが明らかにされてきた．Microbiome の観点から COPD の新たな治療を考える際には Dysbiosis の回復だけでなく短鎖脂肪酸産生をはじめとする Microbiome の機能回復も重要な課題と

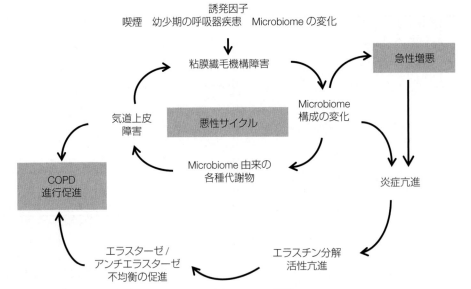

図❸　Microbiome からみた COPD の悪性サイクル仮説
（Mammen MJ *et al*, 2016[12)] より引用）

いえる．全身性疾患としての COPD の新たな治療とし
て従来の薬物投与とは全く異なる「Microbiome の観点
からみた新たな COPD の治療法」開発が期待される．

文　献

1) Qin J *et al*：A human gut microbial gene catalogue established by metagenomic sequencing. *Nature* **464**：59-65, 2010

2) 渡邉邦友：ヒト腸内ミクロビオータの関与が疑われる話題の疾患．モダンメディア **60**：356-368, 2014

3) Trompette A *et al*：Gut microbiota metabolism of dietary fiber influences allergic airway disease and hematopoiesis. *Nat Med* **20**：159-66, 2014

4) 藤岡伸啓ほか：呼吸器疾患における GUT-LUNG axis：症例からの検証 1：潰瘍性大腸炎経過中に活動性肺病変を認めた 1 例．日本呼吸器学会誌 **5** （suppl）：353-353, 2016

5) 茨木敬博ほか：呼吸器疾患における GUT-LUNG axis：症例からの検証 2：難治性 NTM 症例に対するシンバイオティックス投与の試み．日本呼吸器学会誌 **5** （suppl）：354-354, 2016

6) Tomoda K *et al*：Alteration in Gut Environment Accelerates Emphysematous Lesions By Cigarette Smoke In Rats Discontinuously Fed With Fiber-Free Diet. *Am J Respir Cri Care Med* **189**：A3000, 2014

7) Sugawara K *et al*：Effect of anti-inflammatory supplementation with whey peptide and exercise therapy in patients with COPD. *Respir Med* **106**：1526-34, 2012

8) Tomoda K *et al*：Whey peptide-based enteral diet attenuated elastase-induced emphysema with increase in short chain fatty acids in mice. *BMC Pulm Med* **15**：64, 2015

9) Segal LN *et al*：Lung microbiome for clinicians. New discoveries about bugs in healthy and diseased lungs. *Ann Am Thorac Soc* **11**：108-16, 2014

10) Dickson RP *et al*：The role of the microbiome in exacerbations of chronic lung diseases. *Lancet* **384**：691-702, 2014

11) Marsland BJ *et al*：Host-microorganism interactions in lung diseases. *Nat Rev Immunol* **14**：827-835, 2014

12) Mammen MJ *et al*：COPD and the microbiome. *Respirology* **21**：590-9, 2016

13) Leitao Filho FS *et al*：Sputum Microbiome Is Associated with 1-Year Mortality after Chronic Obstructive Pulmonary Disease Hospitalizations. *Am J Respir Crit Care Med* **199**：1205-1213, 2019

14) Pragman AA *et al*：The lung microbiome in moderate and severe chronic obstructive pulmonary disease. *PLoS One* **7**：e47305, 2012

5. びまん性肺疾患

肺線維症におけるシングルセル解析からみた肺細胞アトラス

渡辺知志

Northwestern University, Pulmonary and Critical Care／金沢大学附属病院呼吸器内科

Key words／肺線維症，シングルセル RNA シークエンス，肺細胞アトラス

はじめに

近年，シングルセル RNA シークエンス解析（以降，シングルセル解析）が，免疫，腫瘍，神経，再生医療などの様々な分野で展開されている．シングルセル解析は，1細胞レベルでmRNA解析をおこなう技術である．この手法により個々の細胞の特徴や不均一性，組織内環境における細胞の挙動や細胞間の相互作用，これまで認識されていなかった稀な細胞の存在などが明らかになってきている[1]．肺は約40種類の細胞集団から成り立っており，特定の細胞集団に注目した研究は進んでいるが，個々の細胞の特徴や役割，細胞間の相互作用などに関しては不明な点が多い．

特発性肺線維症は，肺に不可逆的な線維化を起こす原因不明の慢性呼吸器疾患である．肺胞上皮細胞の損傷とその修復異常，炎症細胞浸潤，細胞外基質の沈着などがおもな病態とされており，肺内の様々な細胞が関与している．さらに内的要因（加齢，男性など）や外的要因（喫煙や粉塵吸入など）も重なり，病態を複雑にしている．シングルセル解析は，肺線維症の病態を明らかにする新たな技術として期待される．本稿では，シングルセル解析について概説し，肺線維症における肺細胞アトラスの一例を紹介する．またシングルセル解析の課題と今後の展望についても考察する．

シングルセル解析とは

シングルセル解析とは，1細胞レベルで mRNA 解析をおこなう技術である[1]．従来の RNA シークエンス解析では，組織やプールされた細胞群を均一なものとみなして分析するため，母集団の平均値の解析しかできなかった．シングルセル解析は，個々の細胞の遺伝子発現の変化をすべて解析する手法である．さらに細胞集団をクラスタリングすることで，おのおのの集団の個性や不均一性（heterogeneity）を解析したり，多数の細胞中に混在する少数の細胞や未知の細胞を見出すことも可能である（図❶）．たとえばシングルセル解析により，近年 ionocyte とよばれる新たな種類の上皮細胞が同定され，嚢胞性線維症の病態に関与していることが報告された[2][3]．さらに，細胞の発生過程や分化経路，細胞間の相互作用を推定することも可能である[4]．シングルセル解析は，実験のデザイン設定，細胞分取，シークエンス，リーディング，解析の順におこなわれる（図❶）．ワークフローの詳細については，各取扱会社の説明文書やウェブサイトを参照されたい．

肺胞マクロファージ

肺胞マクロファージは，異物の貪食や除去，感染防御，炎症応答後の組織修復など，肺の恒常性の維持に

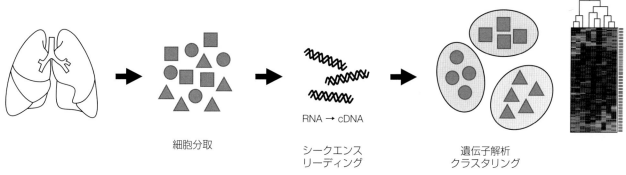

RNA → cDNA

細胞分取　　　　シークエンス　　　　遺伝子解析
　　　　　　　　リーディング　　　　クラスタリング

図❶　シングルセル解析の手順
（iii ページカラー図譜参照）

おいて重要な役割を担っている[5]．肺胞マクロファージは胎生単球から発生し，定常状態では自己複製により維持されるが，喫煙や大気汚染，感染などの刺激を受けると，単球が肺内に遊走される[6][7]．このように，肺内には組織常在と単球由来の少なくとも2種類の肺胞マクロファージが存在する．肺線維症において，肺胞マクロファージはどのような表現型を呈し，線維化の病態にどう関与しているのであろうか．筆者らは，マウスのアスベスト肺線維症モデル，ヒトの肺線維症の肺組織を用いてシングルセル解析をおこない，マクロファージの不均一性および肺の線維化を促進するサブタイプを見出したため，つぎに紹介する．

マウス肺線維症モデルにおけるシングルセル解析

アスベスト肺線維症モデルおよびコントロールモデル（TiO_2）の肺組織を用いて，シングルセル解析を施行した[8]．計15,288細胞の解析をおこない，個々の細胞を遺伝子発現量や発現パターンにもとづき，2次元平面上に可視化した．そして既知のマーカー遺伝子（Lung-MAP，ImmGen database）と照らし合わせることで，おのおののクラスターに相当する細胞種を同定した（図❷a）．つぎにマクロファージに注目したところ，肺胞マクロファージと間質マクロファージの2つクラスターを認めた（図❷b）．肺胞マクロファージには3つのサブクラスターを含み，クラスター1は両者に認めたが，クラスター2，3はアスベストモデルにのみ認めた．クラスター1では*Ear1*，*Fabp1*など恒常性維持に関連した遺伝子発現を認めた．クラスター2では*Car4*，*Ctsk*，*Chil3*，*S100a1*，*Wfdc21*など炎症反応やサイトカイン産生，MMP活性化にかかわる遺伝子発現を認めた．クラスター3では*Pparg*，*Car4*，*Ear1*，*Siglecf*，*Marco*の低発現，*Itgam*，*Cd36*，*Gpnmb*の高発現を認め，未成熟な表現型を示し，単球由来肺胞マクロファージと考えられた（図❷c）．さらに*SPP1*，*MMP14*，*TREM2*，*GPNMB*の遺伝子発現を認め，線維化の促進にかかわることが示唆された．ブレオマイシン誘発モデルや後述するヒト肺線維症の肺胞マクロファージでも，同様の遺伝子発現を有するサブクラスターを認めており，他のモデルおよびヒトとの間に共通性があることが確認された．

またクラスター3では*CSF1*，*CSF1R*の強発現を認めた（図❷d）．実際にアスベストモデルに対し抗CSF1抗体やCSF1R阻害薬を投与したところ，単球由来マクロファージの減少および線維化の抑制が確認された．

したがって，CSF1/CSF1Rシグナルが単球由来マクロファージの維持に関与することが示された[8]．このように，シングルセル解析によって肺線維症モデルにおける肺胞マクロファージの不均一性が明らかとなり，なかでも単球由来マクロファージが線維化の促進に重要と考えられた．

ヒト肺線維症におけるシングルセル解析

ヒト肺線維症におけるマクロファージの挙動を検討するため，肺線維症患者8例，健常コントロール（肺移植ドナー）8例を対象とし，シングルセル解析を施行した[9]．計76,070細胞を解析し，個々の細胞を2次元平面上に可視化した．どのクラスターにも，線維症肺由来の細胞とドナー肺由来の細胞が含まれていることが確認された．そして，既知のマーカー遺伝子をもとに，おのおののクラスターの細胞種を同定した（図❸a, b）．つぎに肺胞マクロファージに注目したところ，4つのサブクラスターを認め，クラスター0，3は健常肺，線維化肺のいずれにも認めたが，クラスター1，2はおもに線維症肺由来であった（図❸c〜e）．クラスター0では*PPARG*，*MRC1*，*MARCO*の高発現，*APOE*や*MAEB*の低発現を認め，恒常性維持にかかわる組織由来マクロファージと考えられた．クラスター1では，*Chil3l1*，*Marcks*，*MMP9*，*Pla2g7*，*Spp1*などの高発現を認め，線維化を促進する単球由来マクロファージであることが示唆された．Geno ontogeny分析では，クラスター0はimmune system processesやresponse to lipidなど恒常性の維持にかかわる遺伝子発現を認め，クラスター1では細胞の遊走の制御，細胞外基質の産生など線維化促進に関与する遺伝子発現を認めた．実際，肺生検組織を用いた局在解析（RNA scope）では，肺線維化領域において*Chil3l1*，*Spp1*発現マクロファージを認めた．以上より，ヒトの肺線維症においても肺胞マクロファージの不均一性を認め，一部がマクロファージは線維化の促進に働くことが示唆された．なおシングルセル解析のデータセットはWeb上で公開されており，自由に閲覧可能である（https://www.nupulmonary.org/）．

おわりに〜今後の課題と展望

近年のシングルセル解析により，肺線維症における各種細胞の挙動が明らかになりつつある．Xuら[10]は上皮細胞の分化に注目し，特発性肺線維症ではおもに基底細胞，杯細胞および非典型的な移行細胞の3種を認

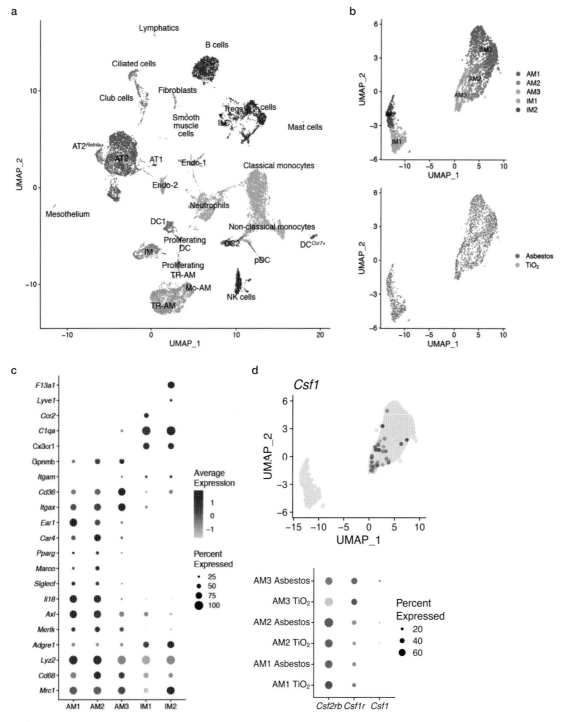

図❷ アスベスト肺線維症マウスモデルにおけるシングルセル解析
（iv ページカラー図譜参照）

(Joshi N *et al*, 2020[8]) より引用)

め，正常肺にはみられない異常な分化特性を示すことを報告している．また Xie ら[11]は線維芽細胞に注目し，マウス正常肺の間葉系細胞は 6 つのサブタイプからなり，線維化肺は加えて *Pdgfrb* 強陽性線維芽細胞が出現し，線維形成に関与していることを報告している．

一方，シングルセル解析にも様々な課題がある．シ

ングルセル解析では細胞の遺伝子発現の情報は得られるものの，組織内における細胞や遺伝子の局在の情報は得られない．局在を明らかにするには，イメージング技術との対比が必要である．また得られるデータは，サンプル調整のプロセスに大きく依存する．たとえば，細胞分取の際に用いる消化緩衝液の種類や採取方法に

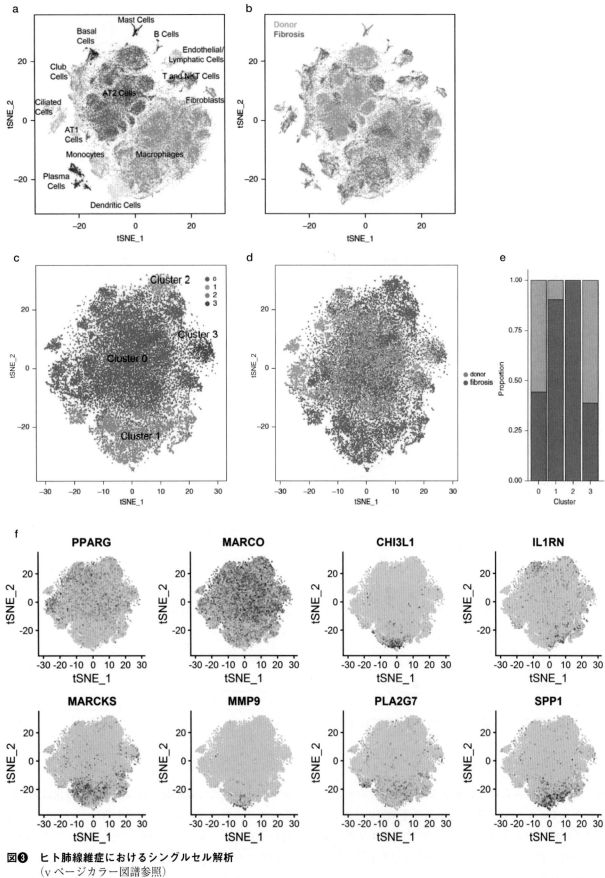

図❸　ヒト肺線維症におけるシングルセル解析
（v ページカラー図譜参照）

（Reyfman PA *et al*, 2019[9]）より引用）

より，最終的に得られる細胞の割合が異なってくる．注目している細胞群が十分に採取されるかどうか，事前に検討する必要がある．

近年，新たな試みとして，細胞核を分離・解析するシングルセル核シーケンスがおこなわれている[12]．肺線維症では，強い線維化のため細胞分離が困難となる場合があるため，細胞核に注目することでサンプル調整による影響が少なくなることが期待される．また現在「ヒト細胞アトラス」とよばれる，ヒトの体を構成する約37兆個の細胞全ての分類とマッピングを目指す国際共同プロジェクトが進められている[13]．このようなハード面とソフト面の取り組みにより，個々の細胞への理解が深まるとともに，肺線維症の病態の解明や診断技術の向上，新規治療法の開発がより一層進むことが期待される．

文　献

1) Luecken MD, Theis FJ : Current best practices in single-cell RNA-seq analysis : a tutorial. *Mol Syst Biol* **15** : e8746, 2019

2) Montoro DT *et al* : A revised airway epithelial hierarchy includes CFTR-expressing ionocytes. *Nature* **560** : 319-324, 2018

3) Plasschaert LW *et al* : A single-cell atlas of the airway epithelium reveals the CFTR-rich pulmonary ionocyte. *Nature* **560** : 377-381, 2018

4) Strunz M *et al* : Longitudinal single cell transcriptomics reveals Krt8＋ alveolar epithelial progenitors in lung regeneration. *bioRxiv*, 2019

5) Watanabe S *et al* : The role of macrophages in the resolution of inflammation. *J Clin Invest* **129** : 2619-2628, 2019

6) Morales-Nebreda L *et al* : The heterogeneity of lung macrophages in the susceptibility to disease. *Eur Respir Rev* **24** : 505-9, 2015

7) Misharin AV *et al* : Monocyte-derived alveolar macrophages drive lung fibrosis and persist in the lung over the life span. *J Exp Med* **214** : 2387-2404, 2017

8) Joshi N, Watanabe S *et al* : A spatially restricted fibrotic niche in pulmonary fibrosis is sustained by M-CSF/M-CSFR signalling in monocyte-derived alveolar macrophages. *Eur Respir J* **55** : 1900646, 2020

9) Reyfman PA *et al* : Single-Cell Transcriptomic Analysis of Human Lung Provides Insights into the Pathobiology of Pulmonary Fibrosis. *Am J Respir Crit Care Med* **199** : 1517-1536, 2019

10) Xu Y *et al* : Single-cell RNA sequencing identifies diverse roles of epithelial cells in idiopathic pulmonary fibrosis. *JCI Insight* **1** : e90558, 2016

11) Xie T *et al* : Single-Cell Deconvolution of Fibroblast Heterogeneity in Mouse Pulmonary Fibrosis. *Cell Rep* **22** : 3625-3640, 2018

12) Krishnaswami SR *et al* : Using single nuclei for RNA-seq to capture the transcriptome of postmortem neurons. *Nat Protoc* **11** : 499-524, 2016

13) Regev A *et al* : The Human Cell Atlas. *Elife* **6**. pii : e27041, 2017

5. びまん性肺疾患

SENSCIS trial からみた強皮症に伴う間質性肺疾患に対する抗線維化療法

桑名正隆

日本医科大学大学院医学研究科 アレルギー膠原病内科学分野

Key words／systemic sclerosis，ニンテダニブ，interstitial lung disease

はじめに

強皮症（systemic sclerosis：SSc）は，皮膚や内臓諸臓器の線維化と末梢循環障害を特徴とする膠原病である．消化管，肺，心，腎などの様々な臓器の障害を伴うが，間質性肺疾患（interstitial lung disease：ILD）は死因として最も多く，約40％を占める[1]．これまでのSSc-ILD治療の中心はシクロホスファミド（cyclophosphamide：CYC）といった免疫抑制薬であった．プラセボ対照無作為化二重盲検比較試験SENSCISが実施され，ニンテダニブがSSc-ILDに対しても特発性肺線維症（idiopathic pulmonary fibrosis：IPF）と同様，拘束性換気障害の進行を抑制する効果が実証された[2]．ニンテダニブは血小板由来増殖因子，線維芽細胞増殖因子，血管内皮増殖因子（vascular endothelial growth factor：VEGF）のシグナルを抑制するチロシンキナーゼ阻害薬で，抗線維化薬に分類される．SENSCISの結果から抗線維化薬がSSc-ILDの治療選択肢となることが示された．本稿では，SENSCISの結果を踏まえてSSc-ILD治療の将来展望について述べる．

SSc-ILD の臨床経過と予後

SSc患者におけるILDの頻度は，高解像度CT（high-resolution CT：HRCT）を用いると50〜60％で，病理組織やHRCTでのパターンでは非特異的間質性肺炎（non-specific interstitial pneumonia：NSIP），とくに線維性NSIPが80％以上を占める．SSc-ILDの経過はIPFと異なり急性増悪を呈することは稀であり，進行例でも努力肺活量（forced vital capacity：FVC）の年間低下率は最大でも20％程度と，緩徐である．経過は多様で，初診時から全く進行しない例から数年の経過を経て呼吸不全に陥る例まで幅広い．進行性の経過を呈する例は履歴的研究やコホート研究からSSc-ILDの20〜30％程度に過ぎない[3][4]．生命予後不良の進行例が存在するものの，SSc-ILD全体の5年生存率は85％，10年生存率は60〜70％程度と良好である．ただし，進行例に限ると10年生存率は20％未満ときわめて不良である[4]．

SSc-ILD に対する治療の現状

SSc-ILDに対する理想的な治療は，進行例を肺機能低下のない早期の段階で捉え，治療介入により進行を阻止あるいは遅延させることである．線維化や構造破壊の基礎に過剰な免疫反応，慢性炎症が存在することから免疫抑制療法が主体である．ただし，ステロイドの有効性に関するエビデンスがない．プラセボ対照無作為化比較試験で有効性エビデンスを有する唯一の治療薬は，経口CYCである[5]．安全性への懸念から総投与量を減らす目的で間欠的静脈投与を用いることが多い[6]．CYCはFVC低下を短期間阻止するものの，総投与量が増えると発癌リスクが高まるため，継続投与ができず，維持療法としてアザチオプリンなどの他の免疫抑制薬にスイッチするが，生命予後の改善は得られない[7]．そこで，ループス腎炎などでCYCと同等の効果が示されているミコフェノール酸モフェチル（mycophenolate mofetil：MMF）が注目，CYC経口との比較試験が実施され，FVC低下抑制効果は同等で，安全性に優れることが示された[8]．この結果にもとづき，欧米では長期使用が可能なMMFがSSc-ILDに対する標準的治療薬として用いられている[9]．わが国ではSSc-ILDに対するMMFの使用について，厚生労働省の医療上の必要性高い未承認薬・適応外検討会議への要望書が提出中である．

SENSCIS 試験

本試験はSSc-ILDに対するニンテダニブの有効性および安全性を検討するために実施された[2]．32ヵ国で実施され，日本は米国についで2番目に多い症例を組み入れた．用法・用量はIPFでの承認用量と同じく150mgを1日2回で，52週間後に主要評価が実施された．有害事象への対処として治験薬100mg1日2回への減

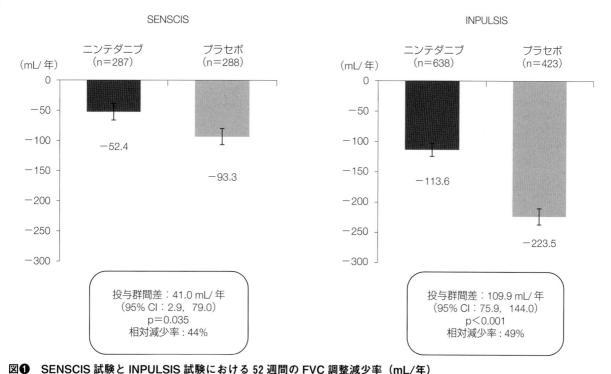

図❶　SENSCIS 試験と INPULSIS 試験における 52 週間の FVC 調整減少率（mL/年）

（Distler O *et al*, 2019[2]，Richeldi L *et al*, 2014[10] より作成引用）

量または休薬が許容された．組み入れ基準は非レイノー症状からの罹病期間が 7 年以内の SSc で HRCT での線維化が 10% 以上，FVC が 40% 以上で，限局皮膚硬化型 SSc や MMF，メトトレキサートを 6 ヵ月以上一定用量で継続した例も含め，幅広い SSc-ILD 症例が組み入れられた．ただし，本剤のもつ VEGF 阻害作用の SSc に特有な血管病変を悪化させる懸念から，中等度以上の重症度の手指潰瘍や肺動脈性肺高血圧症を有する例は除外された．解析対象はニンテダニブ群，プラセボ群ともに 288 例で計 576 例であった．有効性の主要評価項目は 52 週までの FVC の調整年間減少率で，両群間で統計学的に有意差がみられ，プラセボ群に対してニンテダニブ群は FVC 低下を 44% 抑制した（**図❶**）[2]．この結果は，先行する IPF を対象とした INPULSIS 試験と同様であった[10]．一方，重要な副次評価項目の皮膚硬化の半定量的スコア（modified Rodnan total skin thickness score：MRSS），疾患関連 QOL 評価の St. George's Respiratory Questionnaire（SGRQ）の 52 週間の変化は 2 群間で差はなかった．投与 52 週後までに治験薬の中止に至った例は，ニンテダニブ群 16.0%，プラセボ群 8.7% で，おもな中止理由は下痢，悪心などの消化器症状だった．ただし，重篤な有害事象の割合は両群間で差はなく，安全性プロファイルに関しても INPULSIS と同様であった．

SENSCIS 試験の結果の解釈

　主要評価項目の FVC 年間減少率でプラセボに対するニンテダニブの優越性が示されたものの，その差は 41 mL，FVC 予測値に対する割合（%FVC）では 1.2% に過ぎない．この差の臨床的意義を検討するため様々な FVC カットオフを用いた層別解析がおこなわれた（**表❶**）[2]．FVC 低下例はプラセボ群にくらべてニンテダニブ群で少なく，先行研究から計算された QOL 悪化と関連する %FVC の臨床的に重要な最小変化（minimal clinically important difference：MCID）[11] でも悪化，改善ともにニンテダニブ群で良好な結果が得られた．死亡や患者 QOL に差は認められなかったが，死亡との関連性が報告されている FVC に関する評価項目において有効性が示唆されたことから，ニンテダニブを長期継続することで SSc-ILD に対する有効性が期待できる．ただし，本剤を長期継続するために消化器症状など副作用の管理がきわめて重要である．

　SENSCIS でニンテダニブ群とプラセボ群での FVC 年間減少率の差が小さかった理由として，幅広い SSc-ILD 症例を組み入れる本試験の組み入れ基準があげられる．実際に ILD 悪化の指標として提案されている %FVC が年間 10% 以上低下した例はプラセボ群でわずか 8.3% であった．非進行例が多く含まれていたことが結果の解釈を困難にした大きな要因と考えられる．

表❶　SENSCIS 試験における様々な FVC 基準を用いた層別解析

	ニンテダニブ （n＝287）	プラセボ （n＝287）	オッズ比 （95% CI）	P
52 週の FVC 変化				
FVC（mL）が相対的に＞5%低下，n（%）	95（33.1）	125（43.4）	0.65（0.46，0.91）	0.01
FVC（mL）が相対的に＞10%低下，n（%）	48（16.7）	52（18.1）	0.91（0.59，1.41）	0.68
%FVC が＞5%低下，n（%）	59（20.6）	82（28.5）	0.65（0.44，0.96）	0.03
%FVC が＞10%低下，n（%）	20（7.0）	24（8.3）	0.82（0.44，1.52）	0.53
QOL と関連する 52 週の%FVC 変化（臨床的に重要な最小変化）				
%FVC が≧3.3%低下，n（%）	97（33.8）	126（43.8）	0.66（0.47，0.92）	0.01
%FVC が≧3.0%改善，n（%）	66（23.0）	43（14.9）	1.69（1.11，2.59）	0.01

（Distler O *et al*, 2019[2]）より作成引用）

表❷　INBUILD 試験における PF-ILD 組み入れ基準

FVC 予測値が相対的に 10%以上低下
FVC 予測値が相対的に 5-10%低下，かつ呼吸器症状の悪化
FVC 予測値が相対的に 5-10%低下，かつ HRCT における線維化病変の範囲の拡大
呼吸器症状の悪化，かつ HRCT における線維化病変の範囲の拡大

（Huang J *et al*, 2016[15]）より作成引用）

SENSCIS では 48.5％で治験開始時に MMF が使用されていた．MMF 使用の有無でおこなったサブグループ解析では，ニンテダニブ群はプラセボ群に対して MMF 使用例で 40％，非使用例で 46％の FVC 低下抑制効果が示された．この結果から，MMF とニンテダニブの併用療法の可能性が示唆されるが，現状では MMF に対する追加併用のデータしかない．SSc-ILD の経過は多彩で，現時点では ILD 進行を確実に予測する臨床指標はない．びまん皮膚硬化型 SSc（diffuse cutaneous SSc：dcSSc），抗トポイソメラーゼ I 抗体，FVC 70％未満，胸部 HRCT での全てのパターンを包括した病変の広がりが 20％以上，牽引性気管支拡張など線維化変化，血清 KL-6 や CRP などが SSc-ILD 進行を予測する指標として知られており[4)12)13]，診療の場ではこれらを組み合わせて進行例の早期把握を試みている．したがって，進行リスクを有する例ではまず MMF など免疫抑制薬による治療を先行し，6 ヵ月ごとに FVC の推移を観察，進行が確認された際にニンテダニブを併用する治療戦略が想定される．この際の進行の基準としては，SSc-ILD を含めた進行性線維化フェノタイプを有する ILD 患者を対象とした INBUILD 試験の組み入れ基準[14]が参考になるであろう（**表❷**）[15]．

SSc マウスモデルではニンテダニブが皮膚や心筋などの線維化を抑制する効果が報告されているが[15]，SENSCIS では皮膚硬化やその他の SSc 病変に対する効果は示されていない．SSc に対する皮膚硬化を含めた全身の線維化抑制を目的とした臨床試験では発症早期の dcSSc を対象としており[16]，本試験の組み入れ症例では十分な評価ができなかった可能性が高い．したがって，ILD 以外の SSc 病変に対する効果については，新たな臨床試験での検証を待つ必要がある．

おわりに

SENSCIS の結果から SSc-ILD の治療選択肢に抗線維化薬が加わった意義は大きい．ただし，現状では進行例の的確な抽出，免疫抑制薬との併用の可否やタイミング，血管病変に対する長期安全性，ILD 以外の SSc 病変に対する効果など未解決の課題が多く残されている[17]．今後，SENSCIS 延長試験，市販後調査などの結果からこれらクリニカルクエスチョンに対する答えが得られることを期待したい．

文　献

1) Tyndal AJ *et al*：Causes and risk factors for death in systemic sclerosis：a study from the EULAR Scleroderma Trials and Research（EUSTAR）database. *Ann Rheum Dis* **69**：1809-1815, 2010
2) Distler O *et al*：Nintedanib for systemic sclerosis-

associated interstitial lung disease. *N Engl J Med* **380**：2518-2528, 2019

3) Man A *et al*：Changes in forced vital capacity over time in systemic sclerosis：application of group-based trajectory modeling. *Rheumatology* **54**：1464-1471, 2015

4) Kuwana M *et al*：Elevated serum Krebs von den Lungen-6 in early disease predicts subsequent deterioration of pulmonary function in patients with systemic sclerosis and interstitial lung disease. *J Rheumatol* **43**：1825-1831, 2016

5) Tashkin DP *et al*：Cyclophosphamide versus placebo in scleroderma lung disease. *N Engl J Med* **354**：2655-2666, 2006

6) Hoyles RK *et al*：A multicenter, prospective, randomized, double-blind, placebo-controlled trial of corticosteroids and intravenous cyclophosphamide followed by oral azathioprine for the treatment of pulmonary fibrosis in scleroderma. *Arthritis Rheum* **54**：3962-3970, 2006

7) Volkmann ER *et al*：Short-term progression of interstitial lung disease in systemic sclerosis predicts long-term survival in two independent clinical trial cohorts. *Ann Rheum Dis* **78**：122-130, 2019

8) Tashkin DP *et al*：Mycophenolate mofetil versus oral cyclophosphamide in scleroderma-related interstitial lung disease（SLSⅡ）：a randomised controlled, double-blind, parallel group trial. *Lancet Respir Med* **4**：708-719, 2016

9) Fernández-Codina A *et al*：Treatment algorithms for systemic sclerosis according to experts. *Arthritis Rheumatol* **70**：1820-1828, 2018

10) Richeldi L *et al*：Efficacy and safety of nintedanib in idiopathic pulmonary fibrosis. *N Engl J Med* **370**：2071-2082, 2014

11) Kafaja S *et al*：Reliability and minimal clinically important differences of forced vital capacity：Results from the Scleroderma Lung Studies（SLS-Ⅰand SLS-Ⅱ）. *Am J Respir Crit Care Med* **197**：644-652, 2018

12) Goh NS *et al*：Interstitial lung disease in systemic sclerosis：a simple staging system. *Am J Respir Crit Care Med* **177**：1248-1254, 2008

13) Goldin JG *et al*：High-resolution CT scan findings in patients with symptomatic scleroderma-related interstitial lung disease. *Chest* **134**：358-367, 2008

14) Flaherty KR *et al*：Nintedanib in progressive fibrosing interstitial lung diseases. *N Engl J Med* **381**：1718-1727, 2019

15) Huang J *et al*：Nintedanib inhibits fibroblast activation and ameliorates fibrosis in preclinical models of systemic sclerosis. *Ann Rheum Dis* **75**：883-890, 2016

16) Khanna D *et al*：Safety and efficacy of subcutaneous tocilizumab in adults with systemic sclerosis（faSScinate）：a phase 2, randomised, controlled trial. *Lancet* **387**：2630-2640, 2016

17) Kuwana M, Azuma A：Nintedanib：New indication for systemic sclerosis-associated interstitial lung disease. *Mod Rheumatol*, 2019〔Epub ahead of print〕

6. 感染症・結核

免疫チェックポイント阻害薬と感染症
～免疫関連有害事象としての側面

礒部　威　　津端由佳里　　中島和寿

島根大学医学部内科学講座 呼吸器・臨床腫瘍学

Key words／免疫関連有害事象，結核，呼吸器感染症

はじめに

免疫チェックポイント阻害薬（immune checkpoint inhibitor：ICI）が非小細胞肺癌の治療薬として日本で2015年に承認され，4年が経過した．当初，進行非小細胞肺癌の二次治療として承認されたICIは，のちに一次治療へと適応が拡大され，さらには局所進行肺癌に対する放射線化学療法後の維持療法としても使用が可能となり，呼吸器領域では現在，4種類のICIが使用可能となった．また，悪性胸膜中皮腫の二次治療にも適応があり，2019年8月には進展型小細胞癌に対する一次治療にも適応が追加された．呼吸器領域では悪性胸膜中皮腫にも使用可能である．現在ICIは，悪性黒色腫，腎細胞癌，胃癌，頭頸部癌，ホジキンリンパ腫，メルケル細胞癌，MSI-high固形癌（高頻度マイクロサテライト不安定性を有する固形癌）などの多くの癌腫への使用が可能となっており，本薬剤が使用される患者数は，今後一層増加することが予測される（**表❶**）．

ICIの作用機序は，PD-1（Programmed death-1），PD-L1（Programmed death-ligand 1）阻害薬およびCTLA-4（Cytotoxic T-lymphocyte antigen-4）阻害薬のいずれも，免疫担当細胞の癌細胞に対する攻撃回避の解除であるため，好中球減少や免疫抑制による日和見感染はきたしにくいと考えられる．しかしながら，ICIによる特有の有害事象である免疫関連有害事象（immune-related adverse event：irAE）に対しては，ICIの中止とともに副腎皮質ステロイドやTNF-α阻害薬の投与が必要となり，結果，日和見感染症としての結核再燃のリスクが増大する可能性がある．一方，ICI治療の有害事象としての感染症の特徴やその発生率に関しては明らかでない．また，現時点ではICI投与予定患者に対するinterferon-γ release assay（IGRA）によるスクリーニングや，潜在性結核の可能性が高い患者に対する治療開始前からのイソニアジド（INH）内服等が日常診療において一般的にはおこなわれているわけではない．

本稿では，まずICI治療の現状について概説し，さらに治療後に生じる感染症の報告状況についてレビューするとともに，新たに迎えるがん免疫療法と呼吸器感染症診療について考察する．

進行肺癌薬物療法におけるICIの位置付け

切除不能の局所進行非小細胞肺癌では，同時化学放射線療法後，デュルバルマブによる地固め療法をおこなう[1]．また切除不能の進行非小細胞肺癌では，治療可能なドライバー遺伝子変異を認めない症例では，ICIが単剤，もしくはプラチナ製剤とICIとの併用療法がおこなわれる[1]．さらに，進展型小細胞肺癌でもCBDCA＋ETP（CE療法）にICI併用が選択可能となっている[1]（**図❶**）．これらのICIを含む治療の進歩は，同時に進行肺癌の長期生存時代をもたらした．

表❶　日本で承認された免疫チェックポイント阻害薬と適応がん種

薬剤名	適応となるがん種
ニボルマブ	悪性黒色腫，非小細胞肺癌，腎細胞癌，ホジキンリンパ腫，頭頸部癌，胃癌，悪性胸膜中皮腫
ペムブロリズマブ	悪性黒色腫，非小細胞肺癌，ホジキンリンパ腫，尿路上皮癌，MSI-high固形癌，腎細胞癌，頭頸部癌
ニボルマブ＋イピリムマブ	悪性黒色腫，腎細胞癌
アテゾリズマブ	非小細胞肺癌，進展型小細胞肺癌，乳癌
デュルバルマブ	局所進行非小細胞肺癌
アベルマブ	メルケル細胞癌，腎細胞癌

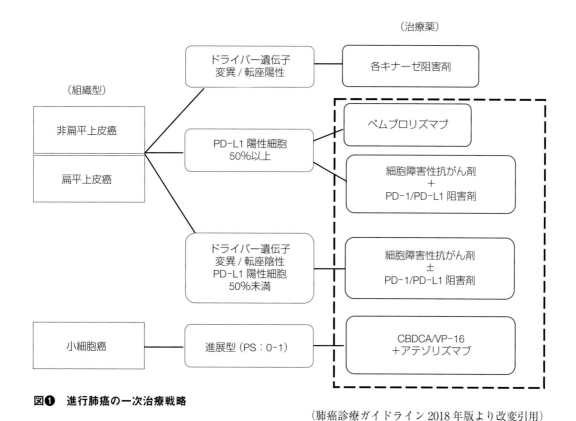

図❶　進行肺癌の一次治療戦略

（肺癌診療ガイドライン 2018 年版より改変引用）

ICI 治療と感染症・抗酸菌感染

　ICI による治療の臨床試験データにもとづき，約 20,000 例の ICI 治療がおこなわれた悪性腫瘍の症例で，致死的な有害事象に関する解析がおこなわれた．致死的な有害事象は間質性肺炎，心臓，感染症の順に多く，感染症に関しては使用する ICI による差異はなかった．感染症による死因としては，肺炎，敗血症が多く認められているが，ICI が感染症を惹起したとの確証はない[2]．がんの薬物療法に際しては，多くの細胞傷害性抗がん剤に対する制吐療法，脳転移の際の脳浮腫の軽減目的，薬剤性肺障害の治療，あるいは進行期の悪液質に対する治療などのためステロイド使用の機会が増加する．ステロイド使用が長期に及ぶと易感染状態となり，日和見感染に対する注意が必要となる．一方，ICI による活性化 T 細胞の抗腫瘍細胞性免疫増強は，T 細胞や新たに産生された自己抗体によって自己の正常組織に対する自己免疫反応様の炎症によって生じる．そのため有害事象の治療として，多くの場合にステロイド剤が使用される．薬剤性肺障害や大腸炎，神経・筋障害の irAE 有害事象ではステロイドを長期使用することが多い．さらに，重篤な副作用出現時には TNF-α 阻害薬を使用する場合もあるが，本薬剤も結核再燃に注意を要する薬剤である．また，有害事象の一つに 1 型糖尿

病の発症があるが，糖尿病も結核の危険因子となる．

　ICI 治療中に結核の再燃が認められた症例に関する報告が，2016 年の Fujita らの報告にはじまり，すでに 14 例発表されているある[3]（**表❷**）．1 例を除き，いずれも ICI 治療中に発症しているが，治療対象のがん種や使用する ICI の種類に一定の傾向はない．また，ICI 治療開始早期に発症するものから，長期間の使用中に発症したものもある．結核再燃の危険因子となる ICI による有害事象に対し，ステロイドや免疫抑制剤が使用されたものは 14 例中 1 例のみであった．

　独立行政法人医薬品医療機器総合機構（Pharmaceuticals and Medical Devices Agency：PMDA）は 2019 年 6 月 4 日にニボルマブ，ペムブロリズマブの添付文書を改訂し，特定の背景を有する患者に関する注意の項に，結核の感染又は既往を有する患者，副作用欄の重大な副作用として結核を追加した．ニボルマブ市販後調査（2014 年 7 月～2019 年 11 月）を参照[4]すると，12,343 例の副作用報告から，肺結核 4 例，結核 8 例，リンパ節結核 2 例，結核性心膜炎 1 例の報告がある．日本人の年齢階級別の結核罹患率，肺癌罹患率はともに高齢層ほど高く，今後は疫学的な検討が必要と考えられる．

表❷　免疫チェックポイント阻害薬による肺結核の報告例

著　者	年	がん種	ICI	治療サイクル	結核の部位	免疫抑制剤使用
Fujita K	2016	非小細胞肺癌	ニボルマブ	8 cycles	肺	（一）
Lee JJ	2016	ホジキンリンパ腫	ニボルマブ	5 cycles	肺	（一）
Chu YC	2017	非小細胞肺癌	ニボルマブ	3 cycles	心膜炎	（一）
Picchi H	2018	悪性黒色腫	ペムブロリズマブ	4 cycles	胸膜炎	（一）
Picchi H	2018	非小細胞肺癌	ニボルマブ	2 cycles	骨	（一）
Jensen K	2018	非小細胞肺癌	ニボルマブ	ND	肺	（一）
Elkington P	2018	悪性黒色腫	ペムブロリズマブ	2 years after ICI Tx	肺，肝	（一）
He W	2018	悪性黒色腫	ペムブロリズマブ	7 cycles	肺	（一）
Tsai CC	2019	頭頸部癌	ニボルマブ	6 cycles	肺	（一）
Takata S	2019	非小細胞肺癌	ニボルマブ	15 cycles	肺	（一）
Barber DI	2019	頭頸部癌	ニボルマブ	3 cycles	肺	（一）
		メルケル細胞癌	ペムブロリズマブ	2 cycles	肺	（一）
Anastasopoulou A	2019	悪性黒色腫	ニボルマブ+イピリムマブ	8 cycles	肺	ステロイド，TNF-α阻害薬
		悪性黒色腫	アテゾリズマブ	9 cycles	肺	（一）

ICI 治療時の結核診療

現時点で ICI 治療開始前に全症例にインターフェロン-γ 遊離試験（IGRA）が必要かどうかについては答えがない．一方，すべての ICI 治療予定の患者に IGRA を実施し，感染症専門医との密接な連携を取る必要があると，ICI と結核の再燃について警笛を鳴らす総説もある[5]．

肺癌治療前に活動性肺結核，潜在性結核感染症（latent TB infection：LTBI）と診断された患者への対応については，他の生物学的製剤の使用と同様，結核の標準的治療，予防内服を日本結核病学会の診療ガイドに沿っておこなう必要がある[6]．しかしながら，抗結核薬のキードラッグであるリファンピシンは CYP3A4 誘導剤であり，EGFR チロシンキナーゼ阻害薬のゲフィチニブとの併用には注意を要する．すなわち，ゲフィチニブの代謝には CYP3A4 が関与することから，リファンピシンとの併用でゲフィチニブの血中濃度が低下し，作用が減弱する可能性があるのである．肺癌，結核患者ともに高齢者が多く，ポリファーマシーとしての薬物間相互作用にも注意が必要といえる．

おわりに

ICI と結核との因果関係は不明点が多い．解決すべき臨床的疑問は，①ICI 治療によって結核の再燃頻度が増加するのか？，②ICI 治療開始前の IGRA は必要か？，③肺癌治療前に活動性肺結核，LTBI と診断された患者への対応は？，などがあげられる．さらに ICI 治療が非結核性抗酸菌症，サイトメガロウイルス感染，ニューモシスチス肺炎，真菌症などの他の感染症に及ぼす影響についても今後の検討課題である．

文献

1) 肺癌診療ガイドライン 2019 年版（悪性胸膜中皮腫・胸腺腫瘍含む）．日本肺癌学会編，2019（https://www.haigan.gr.jp/modules/guideline/index.php?content_id=3）
2) Wang DY *et al*：Fatal Toxic Effects Associated With Immune Checkpoint Inhibitors：A Systematic Review and Meta-analysis. *JAMA Oncol* **4**：1721-1728, 2018
3) Fujita K *et al*：Anti-PD1 Antibody Treatment and the Development of Acute Pulmonary Tuberculosis. *J Thorac Oncol* **11**：2238-2240, 2016
4) オプジーボ安全性・適正使用情報（https://www.opdivo.jp/basic-info/report/）
5) Picchi H *et al*：Infectious complications associated with the use of immune checkpoint inhibitors in oncology：reactivation of tuberculosis after anti PD-1 treatment. *Clin Microbiol Infect* **24**：216-218, 2018
6) 結核診療ガイド．日本結核病学会編，南江堂，東京，2018

6. 感染症・結核

Diagnostic Stewardship

大曲貴夫

国立国際医療研究センター 国際感染症センター・AMR 臨床リファレンスセンター

Key words／Diagnostic Stewardship，抗菌薬適正使用支援

背 景

　最近の微生物診断の進歩は目覚ましい．これにより，感染症の原因となる微生物と抗菌薬の体制に関して臨床医に提供される情報の量は，年々増え続けている．

　しかし一方で医療機関の微生物学検査室は，臨床側から様々な検査をおこなうよう一方的に要求されている．なかには臨床的に無意味な検査の依頼もあれば，検査の費用がきわめて高価であるにもかかわらず，それを度外視して実行するように強い圧力をかけてくる場合もある．そして最大の問題は，こうして得られた検査の結果を臨床医が間違って解釈し，そのため診断や判断を誤り，この結果不適切なマネジメントをおこなって患者に不利益を及ぼすことである．これは決してあってはならないことである．

　よって，検査が適切に利用されることによって患者にとって最大の利益がもたらされるような仕組み作りが必要である．

Diagnostic Stewardship の概念

　臨床現場における患者管理には，診断，治療，感染防止対策等，いくつかの要素が含まれる．この過程で微生物検査と診断技術が十分に活用されなかったり，誤って用いられたりすると，個々の患者の管理と結果に悪影響を及ぼす可能性がある．一方，経験的治療を推奨するにも AMR を抑制するための感染対策にもサーベイランスにもとづく統計が必要であるが，そのようなサーベイランスデータが不足している．

　検査が適切に利用されることで上記2つの観点から患者にとって最大の利益がもたらされるような仕組みを，近年，Diagnostic Stewardship とよぶようになってきている．

　Diagnostic Stewardship の定義には世界保健機関（World Health Organization：WHO）の定めたものがある[1]．WHO は「Diagnostic Stewardship とは，治療上の決定を適切な方向へ導くために，微生物学的検査が適切に使用されるように導き介入すること」と定義している．そのうえで Diagnostic Stewardship は，検体の収集を含む適切でタイムリーな診断検査と，病原体の同定，治療を適切な方向に導くための結果の正確で時宜を得た報告を促進するとしている．また WHO は「Diagnostic Stewardship のおもな目的は，第一にはより安全で効果的かつ効率的な患者ケアを提供するためのタイムリーな微生物データに導かれた患者管理をおこなうことであり，第二には治療ガイドラインと AMR陽性のための感染対策に必要な正確で代表性のあるAMR に関するデータを提供することである」としている．

医療施設内の感染症に関連するチーム間の関係における Diagnostic Stewardship の位置付け

　医療施設内では，おもに感染症の診断・治療を支援する活動度，予防にあたる活動があり，それぞれを専門チームがになっている．日本では具体的には前者が抗菌薬適正使用支援チームであり，後者は院内感染対策チームである．

　これらのチームの活動には微生物学的検査室からもたらされる検査情報が重要な役割を果たす．臨床の観点からは検査室からの情報が診断治療に不可欠であるし，感染防止対策の観点からはサーベイランス，問題点の分析，そして結果の把握のためには微生物検査室からの情報が不可欠である．Diagnostic Stewardshipはまさにこれらのチームに的確な情報を迅速に提供し，かつチーム間での情報の流れを最適化し，最終的に診断・治療・予防という広い意味での感染症対策の全てを最適化するための仕組みである[2]．

抗微生物薬適正使用支援プログラムと Diagnostic Stewardship との関係

　Diagnostic Stewardship は抗微生物薬適正使用支援プログラムの不可欠な構成要素である．タイムリーで正確な微生物学的結果は，臨床医が患者に最も適切な抗生物質または抗生物質の組み合わせを選択するのに役立つ．

院内感染防止対策と Diagnostic Stewardship の関係

Diagnostic Stewardship は医療施設での感染防止対策にも不可欠である．Diagnostic Stewardship は感染のリスクを減らし，医療施設での細菌性病原体によるアウトブレイクを防ぐために必要な予防措置を実施するのに役立つ．

医療関連感染症は，罹患率と死亡率の増加，入院期間の延長，および不必要な費用に関連している．医療関連感染症対策には微生物検査室からの検査結果と，これらの検査結果にもとづいた医師による診断の情報が活用されている．しかし微生物検査結果および医師の診断結果が誤っており，結果的に偽陽性もしくは偽陰性の結果が出た場合には，院内感染対策チームに誤った情報を提供することになる．これは院内感染対策チームが院内における医療関連感染症の状況を正確に把握できないことにつながり，結果として患者の安全を損なう可能性がある．たとえば偽陽性の結果が診療現場に伝われば，不適切な抗菌薬使用がおこなわれ，抗菌薬耐性と薬物による有害事象を引き起こす可能性がある．患者の安全確保には，正確な診断が必要である．また医療機関における診療とケアの質を的確に把握するには，やはり正確な診断が必要である．これを担保するために Diagnostic Stewardship が存在する．

Diagnostic Stewardship における微生物検査室の役割

Diagnostic Stewardship を実現するには，微生物検査室がタイムリーで信頼性の高い微生物診断を実行する能力を有していることが必要である．同時に，その活動を適切に評価できる精度管理の機能を有していることも必要である．Diagnostic Stewardship は，微生物検査のプロセスのすべての段階を包含している．

Diagnostic Stewardship でおこなわれる業務

検査室業務と，検査室を取り巻く各職種や部門の間での協働とコミュニケーションについてその改善のための不断の取り組みがなされている．じつはこれが Diagnostic Stewardship の内実そのものである．以下に具体例をあげるが，これで必ずしもすべて網羅されているわけではない．

a）検体収集

適切な検体採取がおこなわれなければ，適切な検査をおこなうことはできない．よって検体採取の教育をおこない，適切ではない検体が微生物検査室に送られてきた場合には検査をおこなわないなどの仕組み作りが必要である．

具体例：① 適切な喀痰採取方法を病棟スタッフに指導する．② 血液培養の採取方法を病院スタッフに指導する．

b）Turn around time（TAT）の管理

検体が採取されてからその結果が医師側に報告される時間［Turn around time（TAT）］を短縮できれば，患者に対して適切な治療をより速やかに施すことにつながる．

具体例：① 微生物検査室の勤務をシフト制とし，土日休日にも職員がシフト制で登院し，血液培養陽性検体の処理と，陽性検体のグラム染色結果を医師側に連絡する[3]．

c）検体の保存と搬送

微生物検査室によって正確な結果を提供するには，その品質を保つため採取された標本を正しく取り扱い管理することが不可欠である．

具体例：① 搬送方法と，それが確実に動作していることを確認する．② 血液培養検体を速やかに微生物検査室に搬送し孵卵器にかけるための仕組み作り．

d）検体の検査前処置と検査手順

① 検体の微生物検査室への到着を記録する仕組みを作る．
② 検体の搬送・保存の状況が適切であったかを確認する．
③ 標本には正しくラベルを付けることを確認する．
④ 必要な臨床情報が得られているか，電子カルテもしくは検体とともに届く検査依頼票で確認する．
⑤ 検体の品質評価；便検査におけるブリストルスケールを用いる，喀痰の肉眼的品質管理に Miller & Jones の分類を用いるなど．
⑥ 検査施行に不適切な検体は受け付けないという規則（Rejection rule）を作る．
⑦ 検査施行に必要な手順について標準手順書（SOP）を作成する．
⑧ 試薬の質を確認する．
⑨ 外部精度管理を定期的に受ける．

e）結果のフィードバック

微生物検査室で得られた結果は，これが速やかに活

用されるように必要とする職員やチームに速やかに伝達されるべきである.

具体例：① 重要な結果を担当医に電話で直接に連絡する. ② 重要な結果を抗菌薬適正使用支援チームに伝達する. ③ 重要な結果を院内感染対策チームに連絡する. ④ アウトブレイクの発生など，異常を察知した場合にはすみやかにこの結果を関係者に共有する.

f) 活動のモニタリング

検査が適切におこなわれているか，サーベイランスをおこない評価する.

具体例：① 血液培養の提出率（全採取セット数÷在院患者延数×1,000 にて算出される. CUMITECH では 1000 patient-days あたりの血液培養数を 103-188 の間と推奨している[4]. ② 血液培養の汚染率. ③ 血液培養の採血量.

おわりに〜日本における Diagnostic Stewardship のこれまでとこれから

本稿では Diagnostic Stewardship について述べてきたが，日本で微生物検査室業務にかかわっている方々からすれば，以上は日常の業務として至極当たり前のことであると感じているはずである. 日本ではこのように検査室業務と，検査室を取り巻く各職種や部門の間での協働とコミュニケーションについて，つねに改善の試みがなされてきた. この内容そのものが，Diagnostic Stewardship の実態である.

今起こっている変化は，20 年程前から院内感染防止対策が，そして 10 年ほど前からは抗菌薬適正使用支援が，そして 2016 年頃からは薬剤耐性（AMR）対策[5]が医療機関で重要視されるようになってきたということである. そのなかで，Diagnostic Stewardship でおこなう内容の重要性が再発見され，新たに意義付け・定義付けがおこなわれているというのが現状であろう.

今後おこなうべきは，Diagnostic Stewardship のさらなる組織化，系統的な取り組みと，医療機関の組織の中に Diagnostic Stewardship を正式に位置付けることであろう. これにより活動の正当性のみならず，人員や予算の確保など Diagnostic Stewardship の構造の形成に不可欠な部分のサポートがなされるはずである. 加えて，相応の結果を出していることを示すため，指標を選び算出し，組織として医療機関に示していくことであろう. この指標算出のためのプラットフォームも整備されている[6].

文　献

1) WHO：Diagnostic stewardship：a guide to implementation in antimicrobial resistance surveillance sites. Available from：https://apps.who.int/iris/handle/10665/251553.
2) Dik JH *et al*：Integrated Stewardship Model Comprising Antimicrobial, Infection Prevention, and Diagnostic Stewardship（AID Stewardship）. *J Clin Microbiol* **55**：3306-3307, 2017
3) Tsuboi M *et al*：Impact of prompt intervention in response to positive blood culture results during weekends by collaboration between infectious disease specialists and microbiology laboratory staff. *Eur J Clin Microbiol Infect Dis* **36**：1889-1897, 2017
4) Baron EJ：Cumitech 1C：Blood CulturesⅣ American Society for Microbiology, Washington DC, 2005
5) 国際的に脅威となる感染症対策関係閣僚会議. 薬剤耐性（AMR）アクションプラン，2016 http://www.mhlw.go.jp/file/06-Seisakujouhou-10900000-Kenkoukyoku/0000120769.pdf
6) 国立国際医療研究センター AMR 臨床リファレンスセンター. J-SIPHE 感染対策連携共通プラットフォーム. Available from：https://j-siphe.ncgm.go.jp/

7. 腫瘍

分子標的薬に対する抵抗性の分子機構と治療

山田忠明

京都府立医科大学大学院医学研究科 呼吸器内科学

Key words／治療抵抗性，肺がん，分子標的薬

はじめに

非小細胞肺がんでは，近年，EGFR，ALK，ROS1，BRAF などの driver oncogene を標的とする新たな分子標的薬が臨床応用され，有益な治療効果が示されている．しかしながら一部の症例では治療抵抗性を示し，奏効症例であっても治療早期に耐性獲得することが臨床におけるつぎの課題である．近年，難治性がんの研究領域において，治療薬に対して抵抗性を示す治療抵抗性細胞の存在が注目されている．本稿では，Driver遺伝子異常を有する非小細胞肺がんのなかで，EGFRを標的とした分子標的薬の治療抵抗性に関する最近の研究成果と治療法につき概説する．

肺がんにおける分子標的薬と薬剤耐性の現状

肺がんは難治性悪性腫瘍の代表であり，その死亡者数は悪性腫瘍のなかで最多である．肺がんのうち非小細胞肺がんは約85%を占める．近年の分子生物学的研究の進歩により，非小細胞肺がんにおける複数のDriver oncogene が発見され，その阻害活性を有する分子標的薬が開発されている．現在では，個々の腫瘍における発現分子プロファイルや遺伝子情報を評価することは，治療方針を決定するうえで必須かつ標準的と考えられている．

2019年10月現在，EGFR 活性型遺伝子変異，ALK融合遺伝子，ROS1 融合遺伝子，BRAF 遺伝子変異を有する進行・再発非小細胞肺がんに対する分子標的薬は本邦で承認されている[1]．しかしながら，ほぼすべての症例で出現する薬剤耐性は分子標的治療の大きな障壁である．EGFR 遺伝子変異陽性肺がん症例では，20〜30%で上皮成長因子受容体チロシンキナーゼ阻害薬（EGFR-TKI）に対して治療抵抗性を示し（初期耐性），また著明な効果を示した症例でさえ，治療開始後一定期間治療を加えることで，例外なく耐性化をきたす（獲得耐性）．これまでに報告された EGFR-TKI 獲得耐性機構として，治療標的分子である EGFR 自身による耐性（EGFR-T790M 二次的遺伝子変異），EGFR 以外の

バイパスシグナルを介した耐性（Met 遺伝子増幅，HGF過剰発現，HER2 遺伝子増幅，GAS6-AXL シグナル活性化），それ以外の耐性（小細胞がん転化，上皮間葉転換）の3つに大別することができる[2]．また，他の分子標的薬でも EGFR-TKI と同様に，様々な耐性機構が報告されている．

非小細胞肺がんにおける heterogeneity と治療抵抗性（図❶）

非小細胞肺がんに対する分子標的薬による治療修飾は，肺がんの腫瘍内不均一（heterogeneity）を促進し，薬剤耐性腫瘍の複雑・多様化を惹起することが懸念されている．また分子標的薬による治療介入は，細胞内feedback 機構の活性化を誘導し，薬剤感受性低下に関与することが知られている[3]．これまで獲得耐性の解明と治療法の臨床開発を目指した取り組みが進められてきたが，獲得耐性時はすでに耐性機構の heterogeneityが進行していることが予想され，前述の EGFR-T790M二次的遺伝子変異に対するオシメルチニブ治療を除いて，期待される耐性克服治療の成果は十分には示されていない．

近年，難治性がんの研究領域で治療薬に対して抵抗性を示す，「治療抵抗性細胞：Drug tolerant cell」の存在が注目されている．これらの抵抗性細胞は分子標的薬などの薬剤曝露による細胞死誘導を回避するための何らかの逃避機構を有することで薬剤感受性低下を示す．その結果，薬剤による細胞死を免れた後，薬剤の長期曝露を経て，最終的に耐性機構を獲得することが報告されている[4]．また治療抵抗性細胞の特徴として，薬剤曝露が回避されることで治療導入前の感受性細胞に戻ることが報告されている[5]．すなわち，治療抵抗性細胞は治療修飾による一時的な可逆性変化であると考えられ，実臨床においても分子標的薬を投与後に一定期間休薬する drug holiday を設けることで，一部の症例では分子標的薬の再投与に奏効することがある．

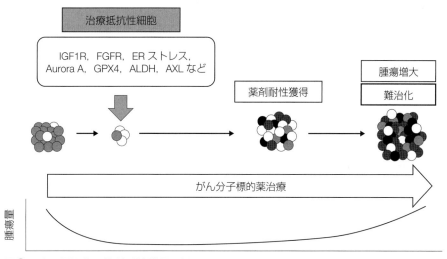

図❶　分子標的薬の薬剤耐性獲得の経過

分子標的薬の治療抵抗性の分子機構とその対策

　治療抵抗性を示す肺がんの耐性機構は多様であり，腫瘍の増大・進行に伴い，heterogeneity が助長されていく．その対策には，治療前の段階で治療抵抗性細胞の出現を診断し，おのおのの症例に適した個別化治療をおこなうことが最良と考えられる．それゆえ，腫瘍の治療抵抗性の分子機構の解明とその回避を目指した新規治療法の開発が必要である．

　EGFR 変異肺がんを対象にした EGFR 阻害薬の治療抵抗性については，これまでにバイパスシグナル活性（IGF1R，AXL，FGFR），細胞内シグナル活性（ER ストレス，Aurora A），細胞内代謝（GPX4），がん幹細胞（ALDH）など多岐にわたる分子機構の関与が報告されている[5]〜[9]．

　Sharma ら[5]は，EGFR 変異肺がん細胞に対する EGFR 阻害薬エルロチニブの抵抗性機構に KDM5A を介した epigenetic な変化が関与し，その制御に IGF1R 阻害薬あるいは HDAC 阻害薬の初期併用治療が有効であることを報告した．

　Shah ら[7]は，Aurora A 活性型キナーゼが EGFR 阻害薬の獲得耐性および治療抵抗性を誘導し，Aurora A 阻害薬との初期併用治療が有効であることを報告した．Aurora A キナーゼは中心体分離，複製，および成熟化の他，双極紡錘体構築や安定性などに関与し，細胞分裂を制御する分子である．がん細胞の多くで高発現し，新規の治療標的分子として注目されている．

EGFR 変異肺がんのオシメルチニブ治療抵抗性にかかわる AXL シグナル活性化

　変異 EGFR に特異的な阻害活性を有するオシメルチニブは EGFR 変異肺がんに対して良好な治療成績を示す．しかしながら，オシメルチニブ治療に対する初期耐性や早期獲得耐性をきたす症例の対策は臨床的に重要である．

　筆者らは，EGFR 変異肺がん細胞に対するオシメルチニブ治療は SPRY4/AXL シグナルを介した negative feedback 機構を誘導し，生存シグナルが維持されることを見出した．これまでに AXL は様々ながん腫で発現し，その高発現は予後不良因子として報告されている．AXL 高発現を伴う EGFR 変異肺がん細胞に対する AXL 阻害はオシメルチニブの治療効果を増強させ，治療抵抗性細胞の生存を抑制した．ヒト肺がん細胞株を用いた in vivo マウスの検討で，AXL 阻害薬とオシメルチニブの併用治療は抗腫瘍効果を増強させ，再増大までの期間を有意に延長した．AXL 高発現を有する EGFR 変異肺がん症例の検討では，第一世代 EGFR-TKI の治療効果が不良である傾向を示した．以上の結果，AXL 高発現を伴う EGFR 変異肺がんにおける AXL 活性化は，オシメルチニブの初期治療抵抗性に関与し，AXL 阻害薬との初期併用治療が有効であることや腫瘍内 AXL 高発現は効果予測因子である可能性を報告した[9]．

おわりに

　肺がん分子標的薬の抵抗性に関する知見が集積しつつあるものの，臨床における有効な克服治療法の開発

は道半ばである．このような現状を踏まえ，抵抗性の機構解明とその治療的意義の検証に加えて，複数の治療抵抗性を治療介入前より正確にかつ簡便に診断し得るバイオマーカーの発見を目指した研究など，多方向から多様なアプローチを用いた分子標的薬の治療抵抗性に関する研究のさらなる発展に期待したい．

文献

1) Akamatsu H *et al*：The Japanese Lung Cancer Society Guideline for non-small cell lung cancer, stage Ⅳ. *Int J Clin Oncol* **24**：731-770, 2019
2) Takeuchi S, Yano S：Clinical significance of epidermal growth factor receptor tyrosine kinase inhibitors：sensitivity and resistance. *Respir Investig* **52**：348-56, 2014
3) 山田忠明ほか：分子標的薬耐性から見た肺がんのheterogeneity. 実験医学 **31**：33-38, 2013
4) Hata AN *et al*：Tumor cells can follow distinct evolutionary paths to become resistant to epidermal growth factor receptor inhibition. *Nat Med* **22**：262-9, 2016
5) Sharma SV *et al*：A chromatin-mediated reversible drug-tolerant state in cancer cell subpopulations. *Cell* **141**：69-80, 2010
6) Raoof S *et al*：Targeting FGFR overcomes EMT-mediated resistance in EGFR mutant non-small cell lung cancer. *Oncogene* **38**：6399-6413, 2019
7) Shah KN *et al*：Aurora kinase A drives the evolution of resistance to third-generation EGFR inhibitors in lung cancer. *Nat Med* **25**：111-118, 2019
8) Hangauer MJ *et al*：Drug-tolerant persister cancer cells are vulnerable to GPX4 inhibition. *Nature* **551**：247-250, 2017
9) Taniguchi H *et al*：AXL confers intrinsic resistance to osimertinib and advances the emergence of tolerant cells. *Nat Commun* **10**：259, 2019

7. 腫瘍

PD-L1 抗体の耐性メカニズム

片山量平

公益財団法人がん研究会 がん化学療法センター 基礎研究部

Key words／免疫チェックポイント阻害薬，獲得耐性機構，分泌型 PD-L1 バリアント

がん免疫チェックポイント阻害療法

免疫チェックポイント阻害薬の登場により，がんの薬物療法に新しい時代が到来したといっても過言でない．抗 PD-1 抗体，抗 PD-L1 抗体や CTLA-4 抗体などの免疫チェックポイント阻害抗体が開発され，これまでにメラノーマや非小細胞肺がん，ホジキンリンパ腫，腎臓がんや一部の大腸がんなど，様々ながん種で承認され，実臨床で幅広く使用されるようになってきた．また，Chen と Mellman ら[1]が Cancer-Immunity サイクルを提唱したことにより，がんが宿主の免疫からどのように認識され，どのように逃れているかを明確に理解できるようになってきた．腫瘍細胞由来ペプチドは，抗原提示細胞表面に MHC-ペプチド複合体として提示され，T 細胞上の T 細胞受容体（TCR）を介して T 細胞に認識される．その際，同時に共刺激分子とよばれる抗原提示細胞上の分子が T 細胞上のパートナー分子に結合し，提示された抗原ペプチド特異的な T 細胞の活性化が起こる．T 細胞においては，TCR や共刺激分子 CD28 などの下流に ZAP70，PLCγ などを介したリン酸化シグナルカスケードがあり，さらに下流では転写因子 NFAT などの活性化が誘導され，T 細胞自身の増殖亢進やインターフェロンγ，グランザイムなどの放出を促進し，腫瘍細胞を殺傷する．インターフェロンγ を受け取った腫瘍細胞側では，その応答として MHC-ペプチド複合体の提示が増加する一方，PD-L1 分子の発現を上昇させる．PD-L1 の発現が上昇すると，腫瘍の PD-L1 は T 細胞上の PD-1 と結合し，PD-1 下流の脱リン酸化酵素 SHP2 を介した脱リン酸化シグナルを活性化させ，TCR からの NFAT 活性化シグナルを抑制する．その結果，T 細胞は「疲弊」とよばれる抑制状態に陥り，細胞障害活性を喪失する．抗 PD-1 抗体や抗 PD-1 抗体は，この免疫細胞が抑制された状態を解除し，再度 T 細胞を活性化し，抗腫瘍免疫応答を活性化していると考えられている．

がん免疫チェックポイント阻害療法の治療効果に関連する因子

抗 PD-1 抗体や抗 PD-L1 抗体などの免疫チェックポイント阻害抗体は，がん種や併用する薬剤などによって異なるが，おおよそ 2～4 割の患者において抗腫瘍効果が認められ，一部の患者においては 1 年以上から数年にわたる長期奏功が認められている．良好な腫瘍縮小効果が期待できる患者選択のためのバイオマーカーとしては，腫瘍に発現する PD-L1 の陽性率や，腫瘍細胞がどれだけ変異を有しているか（Tumor Mutation Burden：TMB）などをはじめとした様々なものが提唱されており，現在も世界中でバイオマーカーの探索がおこなわれている．TMB は，腫瘍細胞の有する体細胞変異を次世代シーケンス解析で同定した際に，1 Mb（100 万塩基対）あたりいくつの変異を有するかであらわされる．この TMB が高いほど，がん細胞が発現する変異を有するタンパク質の種類が多いため，その分，MHC 上に提示されるペプチドががん特有の抗原（ネオ抗原）となる可能性が上昇する．生体に元来発現するタンパク質に対する免疫応答は胸腺での T 細胞の選択の過程において自己反応性免疫細胞として除去されることが多い一方，宿主細胞が有さない変異型ペプチドは異物として認識し，免疫細胞が高い反応性を示すことができる可能性が高い．そのため，TMB が高く，がん特異的なネオ抗原を発現し得る腫瘍のほうが免疫チェックポイント阻害薬の効果が高いと考えれれる[2].

また，T 細胞への抗原提示を担う細胞のなかで最も重要な役割を果たしているとされるのが樹状細胞であるが，樹状細胞は貪食などにより消化した腫瘍細胞断片由来の抗原ペプチドを MHC 上に提示し，2 次リンパ組織で安定的に T 細胞を活性化し続ける．そのためには，樹状細胞は成熟分化する必要があるが，腫瘍微小環境によりしばしば樹状細胞の成熟が阻害され，それにより抗腫瘍免疫が十分に発揮されないといったことも生じる．がんが進展してくると悪液質が生じるが，その際に大量に放出されているとされるのが IL-6 であ

り，この IL-6 は樹状細胞の分化を強力に抑制すること
が知られている．他にも IL-10 や PGE₂により樹状細胞
の成熟は抑制される．IL-10 は腫瘍からも分泌される
が，PGE₂を受け取った樹状細胞は自身で IL-10 を分泌
し，自己の成熟化が抑制され，MHC 分子の発現低下な
どを介して T 細胞活性化能の低下が起こるとされてい
る．

　その他，PTEN を欠失した腫瘍では T 細胞の腫瘍内
への侵入が抑制されていることが示されている[3]．
PTEN は PI3K によりイノシトールリン脂質 PIP2 を
PIP3 に変換する酵素の逆反応を司る脂質フォスファ
ターゼであり，PIP3 を脱リン酸化して PIP2 へと変換
する．PI3K により細胞膜の PIP3 が増加すると，PDK1，
AKT の活性化が誘導され，腫瘍細胞の増殖が促進す
る．そのため，PTEN が欠失した腫瘍では，PI3K-AKT
経路の活性化が亢進することになるが，腫瘍細胞の増
殖亢進だけでなく，がん免疫微小環境を腫瘍に有利な
状況へと導いていることが明らかにされている．とく
に，PI3Kβ の特異的な阻害剤により，抗 PD-1 抗体の
有効性が改善することが示されている．また，PTEN を
欠失させたマウス前立腺がんモデルでは，腫瘍内に免
疫抑制性細胞である MDSC が増加しており CD8 陽性 T
細胞や NK 細胞の細胞障害活性を抑制している．PI3K-
AKT 経路と並んでがん細胞における重要な増殖シグナ
ル経路は MAPK 経路，特に RAF-MEK-ERK 経路であ
る．MAPK 経路の活性化も腫瘍細胞自身の増殖を促進
するだけでなく，がんにとって有利ながん免疫微小環
境を構築しており，MEK 阻害薬と抗 PD-1 抗体の併用
が免疫微小環境を改善し，抗腫瘍効果を増強するとの
報告がある．

がん免疫チェックポイント阻害薬への獲得耐性機構

　前述の様々な多様なメカニズムにより，がん免疫
チェックポイント阻害薬が有効性を示すことができな
い一方，いったん免疫チェックポイント阻害薬により
顕著な治療効果がみられた場合にも，様々な理由によ
り腫瘍が耐性を獲得してしまうことも大きな問題と
なってきた．最初に報告されたがん免疫チェックポイ
ント阻害薬への獲得耐性は，抗 PD-1 抗体ペンブロリズ
マブ治療によりいったん顕著な腫瘍縮小効果がみられ
たメラノーマ症例の再発例の解析からである．腫瘍細
胞特異的な T 細胞ががん細胞を認識し，細胞障害活性
を示すには，TCR が MHC 上に抗原ペプチドを提示し
複合体に結合する必要がある．この MHC 分子による抗

原提示が消失すると，細胞障害性 T 細胞により認識さ
れなくなる．ペンブロリズマブ耐性3症例のうちの1症
例では，MHC-抗原ペプチドの細胞表面への提示に必
須の分子である B2M 分子の機能欠失変異が発見されて
いる．他の2症例では，JAK1，JAK2 遺伝子に変異が
みつかっている．JAK1/JAK2 は，INFγシグナリング
の下流に存在し，INF シグナルを伝達するのに必須の
分子であり，下流の STAT 分子のリン酸化などを通じ
て，INFγ応答シグナルを制御している[4]．活性化 T 細
胞などより放出される INFγ は，腫瘍細胞や抗原提示
細胞の MHC 分子や PD-L1 の発現を制御し，またダイ
レクトに腫瘍細胞の増殖を抑制するとともにアポトー
シスも誘導する．そのため，JAK1，JAK2 の変異によ
り INFγ シグナルが伝達されないと，免疫チェックポ
イント阻害薬に耐性となると考えられている[5]．

　他の研究チームからは，両親から受け継いだMHC分
子の片方のアリル（とくにがん特異的ペプチドを提示
する MHC）を欠失することで，MHC 分子は表面に提
示していても，がん特異的なペプチドを提示していた
MHC がないため（提示ペプチドの MHC 親和性は HLA
拘束性であるため），腫瘍特異的細胞障害性 T 細胞が標
的となる腫瘍細胞を見失い，治療抵抗性となることが
報告されている[6]．

分泌型 PD-L1 バリアントを介した抗 PD-L1 抗体療法への耐性

　これまでに，抗 PD-1 抗体への耐性機構は上述の様に
複数の報告がなされてきたが，抗 PD-L1 抗体に対する
獲得耐性機構の報告はほとんどなかった．筆者らは，
抗 PD-L1 抗体療法により奏功または，長期間病勢コン
トロールが達成されたものの，治療抵抗性となりがん
が再発した2症例を用いて獲得耐性機構を探索した[7]．
IRB で承認されたプロトコールにもとづき，同意を得
たのちに，生検検体の残余分，胸水および血液検体を
用いて解析をおこなった．RNAseq の結果，2つの耐性
症例で共通して TARDBP 遺伝子に変異があることを
見出した．片方の症例では，治療前凍結検体が保存さ
れており，RNAseq 解析をおこなったが，TARDBP 遺
伝子の変異は認められなかったことから，獲得耐性に
関与する変異である可能性が示唆された．

　TARDBP は TDP43 ともよばれ，ALS（筋萎縮性側
索硬化症）原因遺伝子としてよく知られている[8]．この
2耐性症例から発見された TARDBP の変異部位は，
ALS において変異が集中するホットスポット部位に存

在し，片方の症例の変異は ALS でよく知られている変異と同一であった．ALS における研究から，TARDBP は RNA スプライシングに関与していることが示されていたため，筆者らは RNA シーケンスデータを注意深く解析し，スプライシングバリアントの有無を検索した．その結果，PD-L1 のスプライシングバリアントが発現していることを発見した．発現するバリアントを詳細に解析した結果，耐性検体には，膜貫通領域をコードする exon5 を欠損するバリアント（v242，v229）が発現していた．このバリアントがどのように抗 PD-L1 抗体耐性にかかわるかを検討した結果，PD-L1-v242，-v229 両バリアントともに，N 型糖鎖修飾を受けた後で細胞から分泌され，細胞外で安定に存在し，抗 PD-L1 抗体をトラップしてしまうことで耐性を生じていることを見出した．これらの分泌型 PD-L1 バリアントは抗 PD-1 抗体が T 細胞等の PD-1 に結合することには影響せず，*in vitro*，*in vivo* での実験から，分泌型 PD-L1 バリアントによる抗 PD-L1 抗体耐性は，抗 PD-1 抗体により克服できることも明らかになった．この研究のなか，筆者らは抗 PD-L1 耐性症例を 15 例追加して RNAseq による解析をおこなったが，その結果，さらに 2 症例の耐性検体から PD-L1-v242 バリアントを発見した．現在，その他の症例ではどのようなメカニズムで抗 PD-L1 抗体耐性が生じたのかを明らかにすべく，解析をおこなっている．

本稿では触れなかったが，他にも TIM3 などの免疫抑制性分子の発現上昇や，MDSC，制御性 T 細胞等，様々な要因により，抗腫瘍免疫の抑制が生じ，免疫チェックポイント阻害薬に対する耐性が起こると考えられており，さらなる研究が必要である．

文　献

1) Chen DS, Mellman I：Oncology meets immunology：the cancer-immunity cycle. *Immunity* **39**：1-10, 2013
2) Schumacher TN, Schreiber RD：Neoantigens in cancer immunotherapy. *Science* **348**：69-74, 2015
3) Peng W *et al*：Loss of PTEN Promotes Resistance to T Cell-Mediated Immunotherapy. *Cancer Discov* **6**：202-16, 2016
4) Zaretsky JM *et al*：Mutations Associated with Acquired Resistance to PD-1 Blockade in Melanoma. *N Engl J Med* **375**：819-29, 2016
5) Shin DS *et al*：Primary Resistance to PD-1 Blockade Mediated by JAK1/2 Mutations. *Cancer Discov* **7**：188-201, 2017
6) McGranahan N *et al*：Allele-Specific HLA Loss and Immune Escape in Lung Cancer Evolution. *Cell* **171**：1259-71 e11, 2017
7) Gong B *et al*：Secreted PD-L1 variants mediate resistance to PD-L1 blockade therapy in non-small cell lung cancer. *J Exp Med* **216**：982-1000, 2019
8) Lagier-Tourenne C, Cleveland DW：Rethinking ALS：the FUS about TDP-43. *Cell* **136**：1001-4, 2009

8. 呼吸管理

高流量鼻カニュラ酸素療法の最新知見

永田一真　　富井啓介

神戸市立医療センター中央市民病院呼吸器内科

Key words／高流量鼻カニュラ酸素療法，呼吸不全，生理学的所見適応

はじめに

高流量鼻カニュラ酸素療法（HFNC）は最大 60 L/分までの加温加湿されたガスを広径の鼻カニュラで直接鼻咽頭内に投与する酸素療法である．これまで経鼻的には通常 6 L/分の酸素流量が限界であったが，ガスを適切に加温加湿することで高流量ガスの投与を可能にしている．

HFNC はもともと新生児の領域で用いられることが多かったが，近年は急性呼吸不全を呈する成人患者に使用される頻度が増えてきている．対象疾患としては，肺炎，気管支喘息発作，COPD 急性増悪，間質性肺炎，ARDS などが多いが，著明な二酸化炭素貯留を伴わない呼吸不全であれば，疾患を問わず使用できることが多い．

HFNC の生理学的効果

HFNC は様々な生理学的効果をもつことが証明されている[1]．高流量のガスを鼻咽頭に送り込むことで，鼻咽頭の死腔をウォッシュアウトして死腔の全体量を減らし，肺胞換気量を増やす効果がある．また PEEP 効果のあることがいくつかの試験で示されており，健常者を対象にした試験では，口を閉じた状態で流量 60 L/分でおこなったところ，7.4 cmH_2O の PEEP が測定された[2]．

加温加湿は HFNC の非常に重要な特徴の一つであり，快適性の向上にとって欠かせない．さらに積極的な加温加湿は線毛機能を改善させて分泌物を排出しやすくし，呼吸器感染症のリスクを減少させることが示唆されている[3]．

HFNC が適応となる病態

HFNC の適応は広く，様々な疾患や場面で用いることが可能である．近年，NPPV（非侵襲的陽圧換気療法）が重症の急性呼吸不全患者に対して初期から用いられることが増えているが，大きな欠点として強い不快感があり，途中で中断せざるを得ないケースもしばしば経験する．一方 HFNC では不快感は軽度で，食事も摂取しやすく，リハビリもおこないやすいという利点がある．これらの長所から，鼻カニューラや簡易酸素マスクでは酸素化が保てず，NPPV では不快感が強いという患者が HFNC の最も良い適応と考えられる．

HFNC の適応基準としては，まず通常の酸素マスクやリザーバーマスクで酸素投与をおこなっても改善しないことがあげられる．改善しないとは，呼吸困難の増強，頻呼吸，呼吸補助筋の使用や腹部の奇異呼吸などの所見がある場合や，$SpO_2 > 94\%$ を維持できないことなどを意味する．

上記の基準を満たし，次項で述べる禁忌に当てはまらなければ HFNC の使用を検討する．しかし HFNC の適応基準は NPPV と共通点が多く，その長所と短所（**表❶**）を考えながら場面ごとに使い分ける必要がある．NPPV が使用できない場合（例：使用可能な NPPV が病院にない，患者から NPPV を拒否されている），NPPV の使用が難しい場合（例：マスクフィッティングが難しい，喀痰の量が多く NPPV では排出が難しい）や，HFNC のほうが NPPV よりも有効と考えられる場合が良い適応となる．HFNC のほうが NPPV よりも有効と考えられるのは，たとえば気胸のリスクが高い場合や，末期癌患者で快適性が優先される場合などである．ただし，その適応は厳密に決まっているわけではなく，場面ごとにその特徴を医療スタッフが熟慮し，患者とも相談して慎重に決めるべきである．

禁忌と注意すべき症例

NPPV 同様，自発呼吸のあることが前提のため，呼吸停止やそれに近い状態は禁忌である．またショックやコントロール不能の心筋虚血や不整脈，著明な上部消化管出血といった医学的に不安定な状態がある場合には一般的には挿管人工呼吸管理の適応と考えられる．

また HFNC は吸気時にサポート圧がかからないため換気補助効果が乏しいことが欠点の一つである．そのため II 型呼吸不全やそのリスクが高い場合に HFNC を

表❶　NPPV と比較した HFNC の長所と短所

```
長　所
　加湿性に優れている.
　インターフェース（マスク）の不快感が少ない.
　排痰が容易にできる.
　食事，会話が容易にできる.
　リハビリがしやすい.
　気道内圧が低いため気胸のリスクが低い.
短　所
　PEEP 効果はあるが弱い.
　超重症例では対応が困難.
　口呼吸の場合など外気を吸入することで酸素濃度が低下する.
　インターフェースが顔の動きにより適切な位置からずれることがある.
　重症化した際にいつ NPPV や挿管管理に切り替えるのか判断が困難である.
　換気補助効果が乏しい.
```

導入する場合には注意が必要である．$PaCO_2$が 50 Torr を超えるような II 型呼吸不全に対しては，一般的には NPPV や挿管人工呼吸管理が適応となる．

また NPPV や挿管人工呼吸管理にくらべると気道内圧が低く，口から外気を吸入することで酸素濃度が不安定になることがある．そのため酸素化が非常に悪い場合（$PaO_2/FiO_2 < 100$ など）や，高い気道内圧が必要となるうっ血性心不全に対しては注意を要する．

使用に関する課題

HFNC の適応について，上述のように NPPV と HFNC は対象とする疾患や重症度に共通する部分が多いが，どちらが優れているのか現時点ではっきりとしていない．2015 年に発表された FLORALI 試験では，急性呼吸不全（$PaO_2/FiO_2 < 300$）の患者を通常の酸素マスク，HFNC，NPPV の 3 群に振り分けて治療したところ，挿管率や死亡率が HFNC，酸素マスク，NPPV の順に良好であった[4]．しかし，現時点ではまだ明確にどちらが優れていると結論は出ておらず，今後どのように使い分けていくのかは重要な課題の一つである．

また HFNC がどの程度重症な患者さんにまで使用できるのか，使用開始後に悪化した場合どのタイミングで NPPV や気管挿管下の人工呼吸管理に切り替えたらよいのかはわかっていない．48 時間以上 HFNC を使用したのちに悪化して NPPV や気管挿管下の人工呼吸管理となった場合には予後が悪いという報告もあり[5]，HFNC を開始しても病状が悪化する場合には早めに切り替えることが重要といえる．

HFNC の今後の方向性

HFNC は現在急性呼吸不全を中心に用いられているが，緩和ケアや在宅で使用することも注目されている．

予後の限られた癌患者などが呼吸不全になった場合，その治療をどこまでおこなうかは非常に難しい問題である．NPPV や挿管など負担の大きい療をおこなうことに抵抗を感じる医療者は多いであろう．HFNC はそういった場合にも有効な可能性がある．簡易酸素マスクにくらべ呼吸困難を改善させることも多く，呼吸困難を緩和する目的でも使用できる可能性がある．

また在宅での使用も有用な可能性がある．最近 COPD や結核後遺症などの患者に対して予後や QOL の改善のために夜間に NPPV を用いることが増えてきている．しかし，不快感が強いために実際 NPPV を毎日使用することができない患者も多い．一方 HFNC は快適性も高く，最近 COPD の患者に対して長期使用することで QOL の改善や増悪の減少などの効果が示されている[6][7]．もっとも，2019 年 9 月時点で在宅での使用は保険適用となっていない．

これらの使い方はまだ一般的とは言い難いが，今後使用される可能性は十分にあると思われる．

おわりに

HFNC はその臨床的効果と快適性から，使用される機会が増えてきているがエビデンスはいまだ十分とはいえず，今後の臨床試験の結果が待たれるところである．しかしながら，急性呼吸不全のみならず，慢性呼吸不全や緩和ケアの領域においてもその効果が徐々に示唆されつつあり，今後ますます多くの場面での使用に関するエビデンスが蓄積されることが期待される．

文　献

1) Dysart K *et al* : Research in high flow therapy : mechanisms of action. *Respir Med* **103** : 1400-5, 2009

2) Groves N *et al* : High flow nasal oxygen generates positive airway pressure in adult volunteers. *Aust Crit Care* **20** : 126-31, 2007

3) Restrepo RD *et al* : Humidification during invasive and noninvasive mechanical ventilation. *Respir Care* **57** : 782-8, 2012

4) Frat JP *et al* : High-flow oxygen through nasal cannula in acute hypoxemic respiratory failure. *N Engl J Med* **372** : 2185-96, 2015

5) Kang BJ *et al* : Failure of high-flow nasal cannula therapy may delay intubation and increase mortality. *Intensive Care Med* **41** : 623-32, 2015

6) Storgaard LH *et al* : Long-term effects of oxygen-enriched high-flow nasal cannula treatment in COPD patients with chronic hypoxemic respiratory failure. *Int J Chron Obstruct Pulmon Dis* **13** : 1195-1205, 2018

7) Nagata K *et al* : Domiciliary High-Flow Nasal Cannula Oxygen Therapy for Patients with Stable Hypercapnic Chronic Obstructive Pulmonary Disease. A Multicenter Randomized Crossover Trial. *Ann Am Thorac Soc* **15** : 432-439, 2018

9．臨床諸問題

咳嗽・喀痰の診療ガイドライン 2019 のポイント

金子 猛

横浜市立大学大学院医学研究科呼吸器病学

Key words／気道粘液，気道分泌物，粘液線毛輸送系

はじめに

日本呼吸器学会から 2012 年に発刊された『咳嗽に関するガイドライン第 2 版』の改訂に際し，咳嗽と密接な関係にある喀痰も一緒に取り扱うことになり，2019 年 4 月，『咳嗽・喀痰の診療ガイドライン 2019』（以下ガイドライン）が上梓された[1]．

呼吸器疾患の病態を咳嗽と喀痰の両面から理解することは，治療戦略を講じるうえで重要である．喀痰は，同時に咳嗽を誘発することで患者の QOL を低下させ，喀出が困難になると換気障害が生じ，呼吸不全や窒息死の原因となる．さらに，喀痰症状の背景にある気道粘液過分泌の病態を理解することもきわめて重要である．

本稿では，咳嗽と喀痰の診療のポイントについて，ガイドラインの総論を中心に概説する．

咳嗽診療の基本

咳嗽とは，気道内に貯留した分泌物や異物を気道外に排除するための生体防御反応である．生理的咳反射経路は，気道壁表層の咳受容体の刺激が迷走神経を介して延髄咳中枢に伝達され，咳嗽が発生するものである．一方，病的咳反応経路として，咳受容体の感受性亢進を介する経路と気道平滑筋収縮を介する経路がある．さらに，中枢神経の関与も想定されている．

咳嗽は，内科診療において受診のきっかけとなる症候として最も重要である．とくに，「長引く咳」には様々な原因疾患があり，診断に苦慮することも少なくない．本ガイドラインは，こうした場合に活用してもらうと良い．咳嗽の原因が身体診察や胸部 X 線写真などの通常の診察では容易に特定できない場合を狭義の咳嗽とよび，急性と遷延性・慢性に分けて診断の手順を巻頭フローチャートで示している．

咳嗽は持続している期間により原因疾患が異なるため，3 週間未満の急性咳嗽，3 週間以上 8 週間未満の遷延性咳嗽，8 週間以上の慢性咳嗽に分類することは，原因疾患を診断するプロセスにおいて非常に重要とな

る．急性咳嗽の原因として頻度が高いのは気道感染症であり，ほとんどがウイルス性の普通感冒である．遷延性咳嗽では感染症の頻度が減少し，さらに慢性咳嗽になると感染症以外の原因が主体となる．本ガイドラインでは，原因を比較的容易に特定できる広義の咳嗽と，容易に特定できない狭義の咳嗽を区別し，最初に広義の咳嗽を除外してから狭義の咳嗽の鑑別診断を進める手順が示されている．

1）急性咳嗽への対応（図❶）

咳嗽の持続期間が 3 週間未満の急性咳嗽では，最初に医療面接と身体所見から，急を要する，または明らかに精密検査・治療を要する状態を鑑別する必要がある（広義の急性咳嗽）．バイタルサインの異常や胸部聴診で coarse crackles が聴取される場合は，とくに肺炎を疑う．急性咳嗽の原因疾患で最も頻度が高いのはウイルス性の普通感冒である．この場合は，聴診所見や胸部 X 線写真に異常を認めない狭義の感染性咳嗽に分類される．咳嗽がピークを過ぎていない場合は，マイコプラズマ感染症，百日咳，クラミジア感染症を鑑別し，これらの疾患が疑われる場合は，抗菌薬による治療をおこない，そうでない場合は，胸部 CT 検査や喀痰検査を含めた精密検査，あるいは専門医への紹介を考慮する．

『咳嗽に関するガイドライン第 2 版』からの変更点は，マイコプラズマ感染症，百日咳，クラミジア感染症が疑われた場合の治療として，マクロライドに加えて今回レスピラトリーキノロンが選択肢にあげられている．これは，実臨床での使用実績や，『成人肺炎診療ガイドライン 2017』において軽症から中等症の外来肺炎に対する第一選択薬にキノロンが加わったこと，マクロライド耐性マイコプラズマの存在などを理由としている．また，これら以外の感染症や疾患が疑われる場合には，胸部 X 線検査に加えて，喀痰検査および胸部 CT 検査が精密検査として追加された．

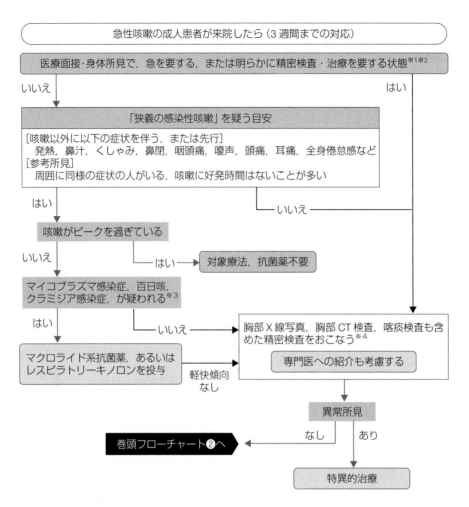

急性咳嗽の成人患者が来院したら（3週間までの対応）

医療面接・身体所見で，急を要する，または明らかに精密検査・治療を要する状態※1※2

いいえ　　　　　　　　　　　　　　　　　　　　　　　　　　　　　　　　　はい

「狭義の感染性咳嗽」を疑う目安
[咳嗽以外に以下の症状を伴う，または先行]
　発熱，鼻汁，くしゃみ，鼻閉，咽頭痛，嗄声，頭痛，耳痛，全身倦怠感など
[参考所見]
　周囲に同様の症状の人がいる，咳嗽に好発時間はないことが多い

はい　　　　　　　　　　　　　　　　　　　　いいえ

咳嗽がピークを過ぎている

いいえ　　　　　　はい　　　　対象療法，抗菌薬不要

マイコプラズマ感染症，百日咳，
クラミジア感染症，が疑われる※3

はい　　　　　　　　　いいえ　　　　胸部 X 線写真，胸部 CT 検査，喀痰検査も含めた精密検査をおこなう※4

専門医への紹介も考慮する

マクロライド系抗菌薬，あるいは
レスピラトリーキノロンを投与　　　軽快傾向なし

異常所見

巻頭フローチャート❷へ　　　なし　　　あり

特異的治療

※1：遷延性・慢性咳嗽の原因となる疾患（巻頭フローチャート❷を参照）の発症早期での来院や，これらの疾患への感染合併等による，咳嗽・喀痰の出現や増悪での来院もある．
※2：バイタルサインの異常（体温38℃以上，脈拍100回／分以上，呼吸数24回／分以上のいずれか1つ）または胸部聴診所見の異常があれば特に肺炎を疑う．
※3：百日咳の典型例では吸気性笛声や咳込み後の嘔吐などが特徴的である．マイコプラズマやクラミジア感染症の診断には「市中肺炎における細菌性肺炎と非定型肺炎の鑑別項目」を参考にする［成人肺炎診療ガイドライン2017］．若年成人の急性呼吸器感染症で発熱頑固な咳嗽がある場合はマイコプラズマ感染症を疑い，胸部X線写真，各種迅速検査等を行い判断する．
※4：喀痰が膿性に変化（あるいは膿性痰が新たに出現）するなど，一般細菌の感染が示唆される場合は，β-ラクタム系薬を含めた抗菌薬の投与も考慮する．その場合はできるだけ抗菌薬投与前に喀痰細菌検査を施行し原因微生物の特定に努める．

図❶　成人急性咳嗽への対応フローチャート

（咳嗽・喀痰の診療ガイドライン2019[1]より引用）

2）遷延性・慢性咳嗽への対応（図❷）

　3週間以上続く咳嗽（遷延性・慢性咳嗽）を主訴として受診した場合でも，急性咳嗽と同様，聴診や胸部X線写真において異常所見を有する疾患を鑑別する必要がある（広義の遷延性・慢性咳嗽）．とくに，肺結核や肺癌などの重大な呼吸器疾患を見落とさないことがきわめて重要である．一方，咳嗽の原因が容易に特定できない「狭義の慢性咳嗽」の原因として，本邦で最も頻度が高いのが咳喘息である．対応フローチャートでは，喀痰の有無で鑑別をおこなうフローとなっている．また，病歴を聴取する際には，各原因疾患に特徴的（特異

的）な病歴（**表❶**）を確認することも重要である．喀痰がある場合は，副鼻腔気管支症候群の可能性が高く，喀痰がないか，あっても少量または一過性の場合は，咳喘息，アトピー咳嗽／喉頭アレルギー，胃食道逆流症，感染後咳嗽を疑うとしている．疑われる疾患に対しては，疾患特異的な治療薬の効果を確認する治療的診断の方法が示されており，非専門医が特別な検査ができなくても診断ができるような配慮がなされている．

　『咳嗽に関するガイドライン第2版』からの治療的診断についての変更点として，咳喘息とアトピー咳嗽を一括りとして扱い，両者の治療薬に吸入ステロイド薬

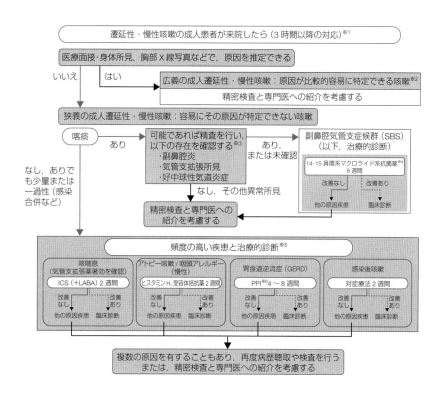

図❷　成人遷延性・慢性咳嗽への対応フローチャート

（咳嗽・喀痰の診療ガイドライン 2019[1] より引用）

※1：まずは単一ないし主要な原因について鑑別診断をすすめるが，例外や複数の原因をもつこともあることに留意する．
※2：肺結核などの呼吸器感染症，肺癌などの悪性疾患，喘息，COPD，慢性気管支炎，気管支拡張症，薬剤性肺障害，心不全，鼻副鼻腔疾患など．
※3：喀痰塗抹・培養（一般細菌，抗酸菌），細胞診，細胞分画や胸部 CT 検査，副鼻腔 X 線または CT 検査を施行．副鼻腔炎については，好中球性炎症を主体とする従来型副鼻腔炎と，好酸球性炎症を主体とする好酸球性副鼻腔炎がある．好酸球性副鼻腔炎は JESREC スコアで疑い，耳鼻咽喉科専門医に診断を依頼する．
※4：まずエリスロマイシン（EM）を使用し，有効性が得られない場合や副作用が出現した場合は，他のマクロライド系抗菌薬を考慮する．[「クラリスロマイシン（CAM）【内服薬】」を「好中球性炎症性気道疾患」に対して処方した場合，当該使用事例を審査上認める」とされている（2011 年 9 月 28 日厚生労働省保険局医療課）．
※5：治療的診断の効果判定までのおよその期間を示した．いずれの疾患においても改善の兆しがない場合は他疾患の可能性にも留意する．
※6：個人差が大きいため，プロトンポンプ阻害薬（PPI）でも 2 週間程度で効果発現を確認することが望ましい．PPI は高用量での開始が推奨され，効果がない場合，ボノプラザンへの変更，消化器運動機能改善薬の追加投与を考慮する．

表❶　遷延性・慢性咳嗽の各原因疾患に特徴的（特異的）な病歴

原因疾患	病歴
咳喘息	夜間～早朝の悪化（特に眠れないほどの咳や起坐呼吸），症状の季節性・変動性
アトピー咳嗽/喉頭アレルギー（慢性）	症状の季節性，咽喉頭のイガイガ感や掻痒感
SBS	慢性副鼻腔炎の既往・症状，膿性痰の存在
GERD	食道症状（胸やけなど）の存在，会話時・食後・起床直後・就寝直後・上半身前屈時の悪化，体重増加に伴う悪化，亀背の存在
感染後咳嗽	上気道炎が先行，徐々にでも自然軽快傾向（持続期間が短いほど感染後咳嗽の可能性が高くなる）
COPD，慢性気管支炎	現喫煙者の湿性咳嗽
ACE 阻害薬による咳	服薬開始後の咳

（咳嗽・喀痰の診療ガイドライン 2019[1] より引用）

が推奨されていたものを，本ガイドラインでは，咳喘息とアトピー咳嗽（アトピー咳嗽/喉頭アレルギー）を分離して治療薬が示されている．咳喘息については，診断のために気管支拡張薬著効を確認することが明記

され，治療的診断として，これまでの吸入ステロイド薬（ICS）単剤に ICS と長時間作用性 β_2 刺激薬（LABA）との配合薬の投与が加わった．一方，アトピー咳嗽については，吸入ステロイド薬からヒスタミン H_1 受容体

拮抗薬に変更となった．また，胃食道逆流症については，プロトンポンプ阻害薬（PPI）の治療期間が8週間から4〜8週間へと変更になり，さらに注釈には「個人差が大きいため，2週間程度で効果発現を確認することが望ましい」と記載された．

3）咳嗽治療薬（表❷）

咳嗽治療薬は，中枢性鎮咳薬（麻薬性および非麻薬性）と末梢性鎮咳薬に分類される．疾患特異的な治療薬はすべて末梢性に作用する．咳嗽治療の原則は，咳嗽の原因となる疾患や病態に対する特異的治療をおこなうことである．例として，咳喘息に対する吸入ステロイド薬，COPDに対する気管支拡張薬あるいは食道逆流症に対するPPIなどが特異的治療に該当する．こうした症状の背景にある病態を理解し，咳嗽の原因疾患に対する特異的な治療をおこなうことにより，咳嗽の改善，消失が期待できる．したがって，中枢性鎮咳薬の使用はできるだけ控えるべきである．しかし，間質性肺炎などで特異的治療の効果が不十分な場合，あるいは進行肺癌など有効な治療法が存在しない乾性咳嗽の場合では，症状緩和の目的で咳反射を抑制する非特異的治療である中枢性鎮咳薬が用いられる．一方，慢性気管支や気管支拡張症など，湿性咳嗽の場合には，喀痰調整薬が用いられる（喀痰治療薬の項で解説）．

喀痰診療の基本

喀痰は，咳嗽と並んで呼吸器疾患における最も重要な症候である．喀痰は咳嗽と密接な関係にある．粘液線毛クリアランスの処理能力を超えて，気道分泌物が過剰になると，咳クリアランスによる代償が生じ，咳嗽とともに気道分泌物が喀痰として喀出される．したがって，喀痰症状は，気道炎症などの気道分泌を亢進させる病態が存在していることを示唆する．喀痰症状の存在は，咳嗽を誘発することで患者のQOLを低下させ，喀出困難になると換気障害や窒息死の原因となる．気管支喘息やCOPDにおいては，慢性に喀痰症状がある場合は重症度が高く，呼吸機能の経年的な低下が顕著で，増悪の頻度も高い．このように，喀痰は呼吸器診療において非常に重要な治療ターゲットとなる．

本ガイドラインにおいて，喀痰とは「下気道から気道外に喀出された気道分泌物の総称」であり，気道分泌物は「気道の分泌細胞や気道上皮細胞などから分泌された物質や水分」と定義されている．つまり，喀痰は，気道の粘膜下腺（粘液細胞・漿液細胞）および杯細胞からの分泌物に，気道上皮細胞から分泌される水分，さらには，気道粘膜の微小血管から漏出・滲出した血漿成分が加わったものに由来し，これらが粘液線毛輸送系によって喉頭まで運ばれて，最終的に咳嗽によって下気道から喀出されたものである（図❸）．

1）喀痰診療の手順（図❹）

喀痰は，非侵襲的に採取できるきわめて有用な臨床検体であり，肺や気道の状態をよく反映する．喀痰診療においては，問診により慢性呼吸器疾患などの基礎疾患や鼻・副鼻腔炎などの合併症の病歴を確認しておくことが重要である．喀痰について，出現時期，色調，臭い，性状，量，喀出困難度，そしてこれらの経時的な変化についての情報を得る．つぎに，喀痰を採取し，肉眼・嗅覚的および物理学的特性（レオロジー）の観察を経て，細菌学的検査，細胞診検査を実施する．これらの結果に基づき喀痰の原因となる病態や疾患を推察する．

喀痰の性状について，色調（膿性）は細菌感染を予測する指標として日常診療において広く用いられている．とくに慢性気管支炎増悪時の細菌感染に対しては，喀痰の色調（膿性）が特異的で感度の高いマーカーであり，反対に無色の粘液性痰は細菌感染を除外する感度の高い所見である．一方，急性気管支炎に対しては，喀痰の色調（膿性）にもとづいて抗菌薬を投与しても症状改善につながらなかったとの報告があることから[2]，今回のガイドラインでは，「急性気管支炎に対しては痰の色調のみでは，抗菌薬は原則として投与すべきでない．」としたうえで「ただし，膿性度が日々の経過で顕著になっていく場合などでは，患者背景の基礎疾患の重症度，肺炎マイコプラズマや百日咳の社会的流行状況等も加味して抗菌薬投与の是非を判断すべきである．抗菌療法に踏み切った場合は，培養や検査結果により後でde-escalationをはかるべきである」と記載されている．『咳嗽に関するガイドライン第2版』では，「膿性痰は，気道の炎症によって産生され，細菌性感染症を直接意味するものではないため，抗菌薬の適応の判断基準にはならない」としていたが，より多様な経過や病態にも対応できるように追記がなされた．

喀痰検査には，細菌学的検査，細胞診検査がある．細菌学的検査により，気道感染症の診断，原因微生物の同定，感染の程度（とくに抗酸菌塗抹検査），薬剤感受性の評価などをおこなう．高齢者や免疫機能低下症例における肺炎の場合は，肺結核の可能性を考慮し，一般細菌検査に加えて，抗酸菌検査も追加する．また，お

表❷　成人の咳嗽治療薬

分類		代表的薬剤*3	主に特異的に使用される疾患
中枢性鎮咳薬	麻薬性	コデインリン酸塩（リン酸コデイン），ジヒドロコデインリン酸塩	非特異的
	非麻薬性	チペピジンヒベンズ，デキストロメトルファン，ジメモルファン，エプラジノン，クロペラスチン，ベンプロペリン，クロフェダノール	
気管支拡張薬	テオフィリン薬	テオフィリン徐放剤	咳喘息
	β2刺激薬	サルブタモール（吸入），プロカテロール（経口・吸入），ツロブテロール（貼付），クレンブテロール（経口），サルメテロール（長時間作用性吸入）	
	吸入抗コリン薬	イプラトロピウム（短時間作用性），チオトロピウム（長時間作用性）	
ステロイド薬		プレドニゾロン（経口），ベタメタゾン（経口），ベクロメタゾン（吸入），フルチカゾン（吸入），ブデソニド（吸入），シクレソニド（吸入），モメタゾン（吸入）	咳喘息，アトピー咳嗽
ICS/LABA 配合薬		サルメテロール・フルチカゾン配合，フデソニド・ホルモテロール配合，フルチカゾン・ホルモテロール配合，フルチカゾン・ビランテロール配合	咳喘息
抗菌薬	レスピラトリーキノロン*2	レボフロキサシン，トスフロキサシン，モキシフロキサシン，ガレノキサシン，シタフロキサシン	マイコプラズマ，クラミジア，百日咳
	14 員環・15 員環系マクロライド系抗菌薬	エリスロマイシン，クラリスロマイシン，ロキシスロマイシン，アジスロマイシン	上記，及び SBS
	その他の抗菌薬	略	各種呼吸器感染症
喀痰調整薬		アセチルシステイン（気道粘液溶解薬），ブロムヘキシン（粘液溶解薬），カルボシステイン（粘液修復薬），フドステイン（分泌細胞正常化薬），アンブロキソール（粘膜潤滑薬）	各種湿性咳嗽
漢方薬		麦門冬湯，柴朴湯，小青竜湯，清肺湯，滋陰降火湯，半夏厚朴湯	非特異的
		六君子湯	GERD による咳嗽
抗アレルギー薬	ヒスタミン H1受容体拮抗薬	アゼラスチン，オキサトミド，フェキソフェナジン，エピナスチン，エバスチン，セチリジン，レボセチリジン，ベポタスチン，エメダスチン，オロパタジン，ロラタジン，デスロラタジン，ビラスチン，ルパタジン	アトピー咳嗽/喉頭アレルギー（慢性），感染後咳嗽（非特異的）
	LTRA	プランルカスト，モンテルカスト	咳喘息
	トロンボキサン阻害薬*2	オザグレル，セラトロダスト，ラマトロバン	
	Th2 サイトカイン阻害薬	スプラタスト	
消化性潰瘍治療薬	ヒスタミン H2受容体拮抗薬	ファモチジン，ラニチジン，シメチジン，ロキサチジン，ニザチジン，ラフチジン	GERD による咳嗽
	PPI	オメプラゾール，ランソプラゾール，ラベプラゾール，エソメプラゾール，ボノプラザン	
消化管運動機能改善薬		メトクロプラミド，ドンペリドン，イトプリド，トリメブチン，モサプリド，アコチアミド	

＊1：小児では適応となっていないもの，適応年齢が制限されているものがあるので使用の際には注意が必要。
（例）LTRA のうち，プランルカストドライシロップは 2 歳以上，モンテルカストのチュアブル錠は 6 歳以上が適応。
＊2：小児に対する使用は禁忌。レスピラトリーキノロンのうちトスフロキサシンは小児で使用可。
＊3：代表的薬剤は原則として発売順に表示。

（咳嗽・喀痰の診療ガイドライン 2019[1] より改変引用）

もに中高年の女性において，胸部CTにて中葉舌区を中心として気管支拡張像とともに粒状影を認める場合も，MAC症を疑い同様に抗酸菌検査をおこなう．

一方，細胞診検査は，おもに悪性細胞の検出を目的としておこなわれており，肺癌をはじめとした悪性疾患の診断に重要な検査であることはいうまでもない．さらに，気管支喘息やCOPDなどの良性疾患においても炎症性細胞（とくに好酸球や好中球）を同定し，気道炎症の病態を明らかにするために有用であり，フェノタイプ分類にもとづく治療戦略が可能になる．

2）喀痰治療薬

喀痰治療薬とは，喀痰調整薬（去痰薬）のみを指すものではなく，気道分泌物の産生あるいは分泌の抑制作用，および分泌物のクリアランスの促進作用を有する呼吸器疾患治療薬が含まれ，これらは気管支拡張薬，抗炎症薬やコルチコステロイド薬，さらにはマクロライド系抗菌薬など多岐に渡る（**表❸**）．本ガイドラインは，気道分泌物に対する作用機序に基づき治療薬を分類している．喀痰治療薬は，気道分泌物に直接あるいは間接的に作用して，喀痰量の減少や喀出困難の改善，咳嗽の減少，そして気道閉塞感などを改善する．

喀痰調整薬には，気道杯細胞過形成抑制（気道分泌細胞正常化）作用，粘液溶解作用，粘液修復作用，粘液潤滑作用など，作用や効果に違いがあるため，喀痰の性状や原因疾患の病態にもとづいて喀痰調整薬を適切に使い分けることで，喀痰症状の改善が期待できる．喀痰調整薬の投与に際しては，病態に応じた薬剤選択が重要であるが，喀痰の性状と病態を踏まえて，まず1剤から投与を開始し，症状の改善があれば継続，そうでなければ他の作用機序を持つ薬剤へ変更する．基本は最も効果がある薬剤を選択し継続することであるが，喀痰症状が著明な場合は，作用機序が異なる薬剤を併用することで症状のコントロールが得られることもある．

また，喀痰調整薬には，喀痰症状に対する効果に加えて，COPDの増悪抑制効果を有することがよく知られている．喀痰調整薬による増悪抑制効果に関しては，システマティックレビューによる検証がなされている[3]．海外で使用可能なN–アセチルシステイン（NAC）内服によるCOPD増悪抑制効果について数多くの臨床試験おこなわれてきたが[3]～[6]，国内で使用可能なカルボシステイン[7]とアンブロキソール[8]についてもCOPD

図❸　下気道における粘液線毛輸送系
（咳嗽・喀痰の診療ガイドライン 2019[1]より引用）

MUC5B
MUC5AC
水
電解質
粘液層（ゲル層）
線毛周囲層（ゾル層）
杯細胞
Clチャネル
線毛細胞
毛細血管
アルブミン
フィブリノーゲン
グロブリン
粘膜下腺
漿液細胞
分泌型 IgA
ラクトフェリン
リゾチーム
βディフェンシン
MUC5B
粘液細胞

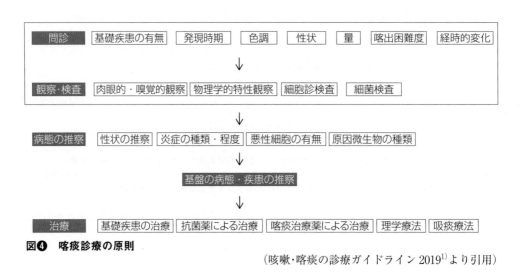

図❹　喀痰診療の原則

問診　基礎疾患の有無　発現時期　色調　性状　量　喀出困難度　経時的変化

観察・検査　肉眼的・嗅覚的観察　物理学的特性観察　細胞診検査　細菌検査

病態の推察　性状の推察　炎症の種類・程度　悪性細胞の有無　原因微生物の種類

基盤の病態・疾患の推察

治療　基礎疾患の治療　抗菌薬による治療　喀痰治療薬による治療　理学療法　吸痰療法

（咳嗽・喀痰の診療ガイドライン 2019[1]より引用）

表❸ 喀痰治療薬

		作用	代表的な治療薬	性状と効果[*1]	
				漿液性喀痰	粘液性喀痰
産生・分泌の抑制	杯細胞過形成の抑制	杯細胞化生・過形成を抑制し，気道粘液産生を抑制する	マクロライド系抗菌薬，フドステイン		◎
	副交感神経の抑制	副交感神経の節後線維末端から放出されるアセチルコリンと粘液細胞上のムスカリン受容体との結合を阻害する	抗コリン薬	◎	◎
	化学伝達物質の制御	活性酸素，プロテアーゼ，脂質メディエーター，サイトカイン等を制御することで粘液の産生や分泌を抑制する	抗アレルギー薬，LTRA，コルチコステロイド	○	○
分泌物排除の促進	粘液溶解	ムチンを分解して気道粘液の粘稠度を低下させる	ブロムヘキシン，アセチルシステイン[*2]，L-メチルシステイン，L-エチルシステイン		◎
	粘液修復	気道粘液構成成分を正常化させる	カルボシステイン	◎	◎
	粘液潤滑	肺サーファクタントの分泌亢進により，気道粘液と気道上皮との粘着性を低下させる	アンブロキソール	○	○
	線毛運動賦活	線毛運動を賦活化させることで，粘液線毛クリアランスを促進する	β_2刺激薬[*3]	○	○
	上皮細胞からの水分過剰分泌の抑制	気道上皮細胞のクロライドチャネルを介する水分の過剰分泌を抑制し，線毛運動に適したゾル層の厚さに調節する	マクロライド系抗菌薬	○	○
	咳嗽誘発	咳嗽反射を亢進させる	ACE 阻害薬	○	○

◎：効果が期待される，○：効果の可能性がある．＊1：各薬剤の添付文書に基づいて判断した，＊2：吸入液のみ，＊3：粘液分泌を亢進させる可能性がある

（咳嗽・喀痰の診療ガイドライン 2019[1]より改変引用）

の急性増悪の頻度を減少させたとの報告がある．喀痰調整薬による COPD 増悪抑制効果については，気道や肺に対する抗炎症作用や気道分泌抑制作用を介するものなどが想定されるが，正確な作用機序については明らかにされていない．

おわりに

　咳嗽と喀痰は大変身近な症状であり，私達自身も時に自覚する症状である．咳嗽と喀痰の診療については，呼吸器内科を含む内科全域だけでなく，内科以外の多くの診療科が関わる可能性があり，少なくとも肺結核や肺癌，そして肺炎など重大な疾患の鑑別について基本的な知識を有することが必要である．本ガイドラインは，一疾患に関するものでなく，症候についてのガイドラインであり，数多くの疾患を対象としているため，最も読者の多いガイドラインの一つになるものと予想される．本稿がガイドラインを活用するうえでの道標になることを願ってやまない．

文　献

1) 咳嗽・喀痰の診療ガイドライン 2019. 咳嗽・喀痰の診療ガイドライン 2019 作成委員会編，メディカルレビュー社，東京，2019
2) Butler CC *et al*：Antibiotic prescribing for discoloured sputum in acute cough/lower respiratory tract infection. *Eur Respir J* **38**：119-25, 2011
3) Poole P *et al*：Mucolytic agents versus placebo for chronic bronchitis or chronic obstructive pulmonary disease. *Cochrane Database Syst Rev* **5**：CD001287, 2019
4) Zheng JP *et al*：Twice daily N-acetylcysteine 600 mg for exacerbations of chronic obstructive pulmonary disease (PANTHEON)：a randomised, double-blind placebo-controlled trial. *Lancet Respir Med* **2**：187-94, 2014
5) Decramer M *et al*：Effects of N-acetylcysteine on outcomes in chronic obstructive pulmonary disease (Bronchitis Randomized on NAC Cost-Utility Study, BRONCUS)：a randomized placebo-controlled trial. *Lancet* **365**：1552-60, 2005
6) Tse HN *et al*：High-dose N-acetylcysteine in

stable COPD：the 1-year, double-blind, randomized, placebo-controlled HIACE study. *Chest* **144**：106-18, 2013

7) Zheng JP *et al*：Effect of carbocisteine on acute exacerbation of chronic obstructive pulmonary disease（PEACE Study）：a randomized placebo-controlled study. *Lancet* **371**：2013-8, 2008

8) Malerba M *et al*：Effect of twelve-months therapy with oral ambroxol in preventing exacerbations in patients with COPD. Double-blind, randomized, multicenter, placebo-controlled study（the AMETHIST Trial）. *Pulm Pharmacol Ther* **17**：27-34, 2004

9. 臨床諸問題

2020年東京オリンピック・パラリンピックに向けた感染症対策

中坪直樹

東京都福祉保健局健康安全部感染症対策課

Key words／東京オリンピック，感染症

はじめに

　従来，マスギャザリングでは感染症の集団発生が生じることが報告されており，これまで都においても基本計画となる対処要領を策定し，対策の強化に努めてきたが，国においても 2019 年 8 月 1 日に「2020 年東京オリンピック・パラリンピック競技大会に向けた感染症対策に関する推進計画[1]（以下「推進計画」）」が策定・公表された（**表❶**）．

　本稿では，この推進計画に関し，2020 年東京オリンピック・パラリンピック競技大会（以下「東京 2020 大会」）に向けた感染症対策について，都の取り組みも織り交ぜて解説する．

推進計画の基本的な考え方

　訪日外国人の増加や様々な国際的イベント開催が控えるなか，海外から感染症がもち込まれるリスクに備えた対策が必要である．

　そのため，水際対策やサーベイランス機能の強化に加え，風しん・麻しん等国内で患者発生や感染拡大が懸念される個々の疾患への予防策について，関係機関が密接に連携して対策を強化することとしている．

東京 2020 大会に向けた具体的な取組

1）感染し得るリスクに着目した免疫の確保

　2018 年夏以降流行が拡大した風しんは，これまでに

表❶　2020 年東京オリンピック・パラリンピック競技大会に向けた感染症対策に関する推進計画【概要】

> 基本的な考え方
>
> ◆ 訪日外国人の増加や様々な国際的なイベントの開催が控える中，海外から感染症が持ち込まれるリスクに備えた対策と，夏季に東京大会が開催されることによる食中毒の発生リスク等に備えた対策が必要．
> ◆ 水際対策やサーベイランス機能の強化に加え，風しん・麻しん等国内で患者発生や感染拡大が懸念される個々の疾患への予防策や食中毒予防策について，関係機関が緊密に連携した対策を強化．

> 東京大会に向けた具体的な取組
>
> ◆ 感染しうるリスクに着目した免疫の確保
> 　水際対策や訪日外国人を中心に多数の者と接する機会のある東京大会関係業務に従事する者等に対し，風しん・麻しんへの感染リスクを低下させるための特別な対策を講じる．
> 　・　クーポン券のさらなる利用促進．
> 　・　接種歴が確認できない者に対する，MR ワクチン接種への迅速かつ確実な対応．
> 　・　風しん・麻しんの免疫が確保されている者を当該業務に従事させることを基本とする等の取組を実施．
> ◆ 感染症予防策等に関する情報の幅広い周知や情報発信
> 　・　基本的な感染症予防策の基本知識や行動の励行などのきめ細やかな周知．
> 　・　梅毒などの性感染症対策のための，コンドームの適切な使用，検査や医療機会の提供に関する情報の周知．
> 　※　公衆衛生上の基本的な知識や行動様式の習慣が異なる外国人のため，多言語で基本的な予防策を周知．
> ◆ 海外からの感染症の侵入を防ぐための取組
> 　・　検疫所と出入国在留管理庁が連携した，感染症の疑いのある乗員・乗客の的確な把握に向けた取組．
> 　・　厚生労働省，出入国在留管理庁，外務省が連携した，結核高まん延国からの中長期滞在者を対象とした結核スクリーニングの実施．
> ◆ 感染症発生動向の的確な把握
> 　・　国際機関を通じた諸外国の感染症発生動向の情報収集，国内の発生状況を迅速かつ的確に把握するためのサーベイランス機能の強化．
> ◆ 食中毒予防策の推進
> 　・　食品衛生行政を担う自治体と連携した一体的な監視指導体制の構築，HACCP による衛生管理の普及・推進．

（https://www.kantei.go.jp/jp/singi/tokyo2020_suishin_honbu/kansenshyou/pdf/suishin_gaiyou.pdf）

公的な予防接種を受ける機会がなかった1962年4月2日から1979年4月1日の間に生まれた男性（2020年4月現在41歳から58歳，以下「特定世代」という）の抗体保有率が約80％と，他の世代にくらべて低く，流行の中心となっていたことから，この特定世代の抗体保有率を上げることが喫緊の課題である．そこで，風しんに対する追加的対策として2019年度〜2021年度までの3年間を時限制度としておこなわれているクーポン券による風しん抗体検査のさらなる利用促進が求められている．

また，麻しんは全世代を通して抗体保有率が95％以上で，WHO西太平洋事務局により日本が麻しんの排除状態にあることが認定されている[2]ものの，海外渡航歴のある者を発端とする麻しんの集団発生が散発しており，2019年は過去10年間で最多のペースで報告があった．

そこで，とくに大会関係者や選手村・競技会場内等で多数の者と接する機会のある業務に従事する者のうち，特定世代の男性においてはクーポン券を使用して抗体検査を確実に受けること，検査の結果，風しん抗体を十分に余裕しないことが判明した場合は麻しん風しん混合ワクチン（MRワクチン）を確実に接種することが推奨されている．

また，都においては区市町村と連携して，妊娠希望女性等に対する風しん抗体検査を実施し，抗体価が十分でないと判明した方への予防接種に取り組む市町村への支援をおこなうとともに，企業における風しん抗体保有率の向上をはかるため，職域における普及啓発を実施している[3]．

2）感染症予防対策についての情報発信

感染症対策に万全を期すには，手洗いの徹底や症状がある場合の咳エチケットなど基本的な感染症予防策について，関係者一人ひとりがその必要性を十分理解したうえで，こまめに実践することが必要であるが，東京2020大会では，公衆衛生上の基本的な知識や行動様式の習慣が異なる国からも多くの方が訪日することが予想されることから，基本的な感染症予防策の周知が必要である．

都においては訪日客に対して，感染症が疑われる外国人の医療機関受診をサポートする多言語対応のガイドブックを作成・配布しているが，本ガイドブックは日本語のほか，英語，中国語，韓国語等の6ヵ国語で記載するとともに，図表を多くとり入れ，指さしで自らの症状を伝えることができる構成となっている（図❶，❷）．また，日本から海外へ渡航する者に向けた感染症予防ガイド（図❸）を，海外での感染症の予防，帰国後の体調確認や受診等に関する注意事項を周知することを目的に配布している．

また，東京都感染症情報センターのホームページに，「医療機関向け情報」のページを設け，医師をはじめとした医療関係者に対し，トピックスに加え感染症発生情報，ガイドライン，国からの通知などを掲載しており，内容については定期的な見直しをおこなっている．

3）海外からの感染症の侵入を防ぐための取組

近年，エボラ出血熱，鳥インフルエンザ，中東呼吸器症候群，ジカウイルス感染症など，世界各地で新たに感染症が発生している．検疫所では，国内に常在しない感染症の病原体が国内に侵入することを水際で防止することを目的として，出入国者に対する注意喚起，入国者に対するサーモグラフィによる体温測定，必要に応じた問診，検査等検疫業務を実施している．

さらに，出入国在留管理庁と検疫所が連携し，感染症の疑いのある乗員・乗客の的確な把握に向けた取組をおこなっている．

また，今後は結核対策として，厚生労働省，出入国在留管理庁，外務省が連携した，結核高まん延国からの

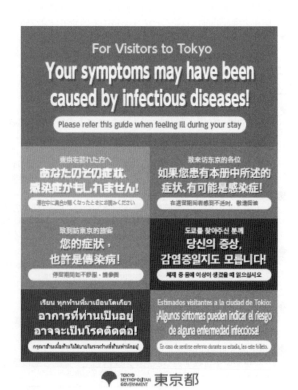

図❶　多言語ガイドブック表紙

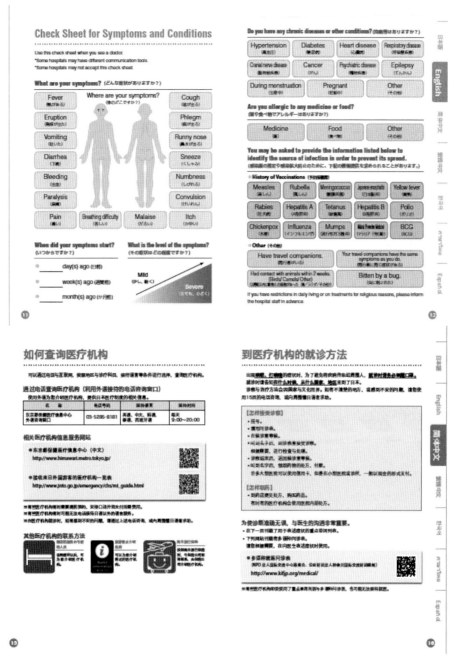

図❷ 多言語ガイドブック―上）ポイントシート，下）外国語対応可能な相談窓口

中長期滞在者を対象とした結核スクリーニングが予定されている．

4）感染症発生動向の的確な把握

国内に常在しない感染症の病原体が国内に侵入しないためには，海外における感染症発生動向を的確に把握することが重要であり，国は国際機関を通じて諸外国の感染症発生動向の情報収集をおこなうとともに，関係機関に情報提供をおこなっている．

また，国内においてもサーベイランス機能の強化を進めるため，従来の疑似症サーベイランスを2019年4月に変更した．この変更の結果，より効果的・効率的な届出が期待される．

おわりに

この推進計画のもと，東京2020大会の成功に向け関係機関が一体となって対策を推進することにより，感染症対策に万全を期し，観客等が安心して大会に参加できる環境を実現することを目指している．今後も開催へ向け，関係部署・他関係機関との連携，支援体制を

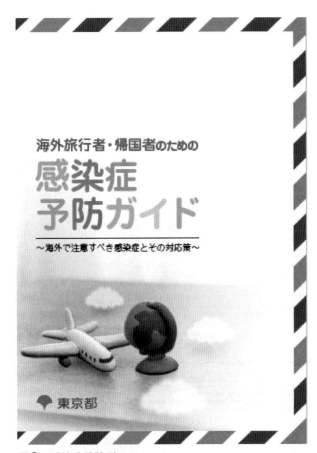

図❸　感染症予防ガイド

強化していく予定であり，各医療機関のご理解ご協力をお願いしたい．

$$\boxed{文} \boxed{献}$$

1）2020 年東京オリンピック・パラリンピック競技大会に向けた感染症対策に関する関係省庁等連絡会議：2020 年東京オリンピック・パラリンピック競技大会に向けた感染症対策に関する推進計画（2019 年 8 月 1 日）．〈https://www.kantei.go.jp/jp/singi/tokyo2020_suishin_honbu/kansenshyou/pdf/suishin_honbun.pdf〉
2）厚生労働省：世界保健機関西太平洋地域事務局により日本が麻しんの排除状態にあることが確認されました（平成 27 年 3 月）．〈https://www.mhlw.go.jp/stf/houdou/0000134573.html〉
3）東京都福祉保健局：職場で始める！感染症対応力向上プロジェクト．〈http://www.fukushihoken.metro.tokyo.jp/iryo/kansen/project/project-start.html〉

低酸素誘導性肺高血圧における骨髄由来細胞の NO 合成酵素の役割

矢寺和博

産業医科大学医学部呼吸器内科学

Key words／低酸素性肺高血圧，一酸化窒素，一酸化窒素合成酵素

はじめに

肺高血圧症は様々な原因や疾患により肺動脈圧上昇をきたす病態であり，臨床的に，肺動脈性肺高血圧症（第Ⅰ群），左心性心疾患による肺高血圧症（第Ⅱ群），呼吸器疾患/低酸素血症による肺高血圧症（第Ⅲ群），慢性血栓塞栓性肺高血圧症（第Ⅳ群），詳細不明な多因子の機序を伴う肺高血圧症（第Ⅴ群）の5つに分類される．肺動脈性肺高血圧症（第Ⅰ群）の治療においては，phosphodiesterase（PDE）5 阻害薬，sCG 刺激薬，エンドセリン受容体拮抗薬，プロスタグランジン製剤などにより生命予後の改善がみられ，複数薬剤の併用も積極的におこなわれている．一方で呼吸器疾患/低酸素血症による肺高血圧症（第Ⅲ群）においては，これらの治療薬は有効性に乏しく，いまだ有効な治療薬が広く使用されていない現状がある．特発性肺線維症（idiopathic pulmonary fibrosis：IPF）や慢性閉塞性肺疾患（chronic obstructive pulmonary disease：COPD）などの重症例では高率に肺高血圧症を合併するため，潜在的な肺高血圧症患者もかなり高頻度であることが推測され，とくに第Ⅲ群の肺高血圧症における詳細な病態解明や有効な治療法の開発が喫緊の課題である．

一酸化窒素（nitric oxide：NO）は，生理的恒常性の維持に必須な多彩な生物活性を有するガス状シグナル伝達分子であり，基質である L-アルギニンが NO 合成酵素（NO synthase：NOS）により L-シトルリンに変換される過程で合成され，隣接部位に作用すると考えられる．NO 合成酵素には神経型（neuronal NOS：nNOS），誘導型（inducible NOS：iNOS），内皮型（endothelial NOS：eNOS）の3つがあり，肺では nNOS と eNOS が恒常的に発現し，nNOS は気道の神経や平滑筋に，eNOS は肺の血管内皮，気管支上皮，Ⅱ型肺胞上皮，鼻粘膜に発現し，線毛運動の制御にも関与している．iNOS の発現は，Ⅱ型肺胞上皮，血管平滑筋，気道平滑筋，気道上皮，肺線維芽細胞，マスト細胞，好中球，軟骨細胞にみられ，肺胞マクロファージなどの貪食細胞の殺菌能にも必要である．NO は，肺血管における血管の tonus 調節や炎症，リモデリング，凝固などに関与している．また，肺高血圧症患者の約13〜48%に骨髄系の異常を認めており，骨髄増殖性疾患患者では肺高血圧症の高率な合併がみられる[1]など，肺高血圧症における骨髄系との関連が注目されている．

NO の機能に関する研究では相反する結果がみられることがあるが，NO 研究の注意点として，特異的とされる各 NOS 阻害薬の非特異的作用や，シングルなどの NOS 欠損マウスでは，3つある NOS の相補的な NO 産生があることを念頭に置いた慎重な結果の解釈が重要である．3つの NOS をすべて完全に欠損させた n/i/eNOSs 完全欠損マウス[2]を用いることにより，これらの問題が解決されるが，筆者ら[3]は，IPF 患者の臨床検体の解析とともに，n/i/eNOSs 完全欠損マウスを用いた低酸素性肺高血圧症モデルによる，第Ⅲ群の肺高血圧症における NO/NOSs や骨髄 NOSs の役割について解析した．

肺線維症と合併する肺高血圧症とに対する NO・NOSs の役割

呼吸器疾患/低酸素血症による肺高血圧症（第Ⅲ群）である IPF に合併した肺高血圧症における NO の役割につき，36 名の IPF 患者の気管支肺胞洗浄液（bronchoalveolar lavage fluid：BALF）中の NO 量（NOx：nitrite と nitrate）と心エコー結果とを検討し，BALF 中の NOx 値と右室収縮期圧との有意な負の相関を認めた．

動物モデルでは，n/i/eNOSs 完全欠損マウスと野生型（C57BL/6 J）を用いてブレオマイシン肺線維症モデルを作成して比較したところ，肺線維症については野生型にくらべ i/n/eNOSs 完全欠損マウスで肺線維化が増悪し，NO は肺線維化には保護的に作用していると考えられた[4]．また肺循環動態についても，n/i/eNOSs 完全欠損マウスのブレオマイシン肺線維症モデルでは右心室圧上昇，右心室肥大，肺血管リモデリングの増悪

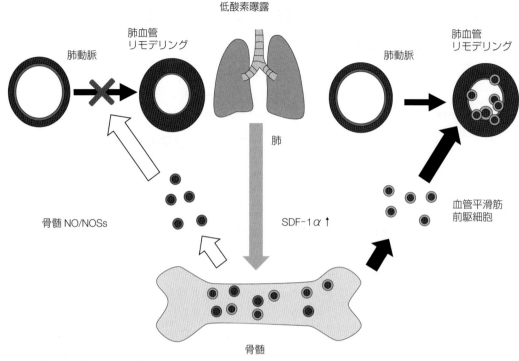

図❶　低酸素曝露による血管リモデリング
低酸素曝露により SDF-1α を介した骨髄由来の血管平滑筋前駆細胞の血中への動員と肺血管リモデリングの増悪がきたされる（図右側）．また，骨髄 NO/NOSs は肺血管リモデリングには抑制的に働く（図左側）．
略語：SDF-1α，stromal cell-derived factor-1α；NO，nitric oxide；NOS，nitric oxide synthase

がみられたことから，NO は肺高血圧症に対して保護的に作用していると考えられた[3]．これらの結果から，NO は肺線維症に保護的に作用し，IPF に伴う肺高血圧症患者では NO が肺循環動態に保護的な役割を果たしており，NO の欠乏が IPF および肺高血圧症の病態の増悪に関与している可能性が示唆された．

NOS 欠損マウスにおける低酸素性肺高血圧症に対する骨髄由来細胞の役割

　呼吸器疾患/低酸素血症による肺高血圧症（第Ⅲ群）のモデルとして，野生型，各シングル NOS（nNOS, iNOS, eNOS）欠損マウスおよび n/i/eNOSs 完全欠損マウスに 3 週間の低酸素曝露（酸素濃度 10%）をおこない，低酸素性肺高血圧症モデルを作成した．その結果すべてのマウスで肺高血圧症を引き起こしたが，野生型マウスやシングル NOS 欠損マウスと比較して eNOS 欠損マウスで肺高血圧の増悪がみられ，さらには n/i/eNOSs 完全欠損マウスでは最も顕著な肺高血圧であり，かつ死亡率も約 2 倍であった．これらの結果から，NO/NOSs は低酸素性肺高血圧症において保護的に作用していることが示唆された．

　低酸素曝露後の n/i/eNOSs 完全欠損マウスの血中や肺組織では骨髄由来の血管平滑筋前駆細胞の増加とその走化因子である stromal cell-derived factor（SDF）-1α の増加がみられた．また，緑色蛍光タンパク質（green fluorescent protein：GFP）発現マウスの骨髄を移植した n/i/eNOSs 完全欠損キメラマウスでは，低酸素曝露後の肺血管のリモデリング病変の形成部位に一致して GFP 陽性細胞を多数認めたが，GFP 発現マウスの骨髄を移植した野生型キメラマウスでは肺血管のリモデリング病変部位には GFP 陽性細胞はほとんど認めず，低酸素曝露後による n/i/eNOSs 完全欠損マウスの肺血管リモデリング形成には骨髄由来の血管平滑筋前駆細胞の関与が示唆された（**図❶**）．

低酸素性肺高血圧における骨髄由来 NO/NOSs の役割

　骨髄や骨髄以外の NOS 系をそれぞれ欠損させたキメラマウスの低酸素性高血圧症モデルの肺循環動態の検討では，野生型マウスに野生型マウスの骨髄を移植するのにくらべて，n/i/eNOSs 完全欠損マウスの骨髄を移植することにより肺高血圧症は増悪した．逆に，n/i/eNOSs 完全欠損マウスに n/i/eNOSs 完全欠損マウスの

骨髄を移植するのにくらべ，野生型マウスの骨髄を移植すると肺高血圧症が改善した．また，野生型マウスに n/i/eNOSs 欠損マウスの骨髄を移植することにより血中の NOx は約 45% 低下したことから，全身における NO 産生の約半分が骨髄 NOSs 由来と考えられ，体内の NO 動態への大きな役割が示唆された．これらの結果から，骨髄の NOSs が肺高血圧症の病態の進展に重要な役割を果たしていることが示唆された（図❶）．

　次世代シーケンサーによる肺組織の網羅的遺伝子発現量解析（RNA Sequencing）の結果からは，野生型マウスに野生型マウスの骨髄を移植したものと比較し，野生型マウスに n/i/eNOSs 完全欠損マウスの骨髄を移植することにより肺組織では nuclear factor of activated T cells, endothelin-1, Wnt, FLT3, Notch, B cell receptor, T helper cell, thrombin signaling などの 2,469 種類の遺伝子の有意な変動を認めた．個別解析では 69 種の免疫関連および 49 種の炎症関連の遺伝子発現が増加しており，クラスター解析からも，免疫や炎症と関係するシグナルの亢進がみられ，肺高血圧症における骨髄 NOSs の作用は免疫や炎症に関連した遺伝子発現を介する機序により保護的な役割を果たしている可能性が示唆された．

おわりに

　本研究では，NO が低酸素性肺高血圧に保護的に働いていること，また，とくに骨髄 NOSs が重要であることが明らかになり，その経路には免疫や炎症を介した機序が関与していることが示唆された．これまで知られていた病態とは異なる肺高血圧症の進展機序が明らかとなった．本研究の結果から，現在有効な治療薬がない第Ⅲ群の肺高血圧症に対する新たな治療戦略の知見が得られることが期待される．

文　献

1) Adir Y *et al*：Pulmonary hypertension in patients with chronic myeloproliferative disorders. *Eur Respir Rev* **24**：400-10, 2015
2) Morishita T *et al*：Nephrogenic diabetes insipidus in mice lacking all nitric oxide synthase isoforms. *Proc Natl Acad Sci U S A* **102**：10616-21, 2005
3) Ogoshi T *et al*：Protective Role of Myelocytic Nitric Oxide Synthases against Hypoxic Pulmonary Hypertension in Mice. *Am J Respir Crit Care Med* **198**：232-244, 2018
4) Noguchi S *et al*：Nitric oxide exerts protective effects against bleomycin-induced pulmonary fibrosis in mice. *Respir Res* **15**：92, 2014

第3回

特発性間質性肺炎におけるクラウド型臨床・画像・病理統合データベースを用いた遠隔MDDの有用性

藤澤朋幸[1]，近藤康博[2]，稲瀬直彦[3]，福岡順也[4]，小倉高志[5]，
上甲 剛[6]，井上義一[7]，長谷川好規[8]，本間 栄[9]，須田隆文[1]

1 浜松医科大学内科学第二講座，2 公立陶生病院 呼吸器・アレルギー疾患内科，3 東京医科歯科大学大学院医歯学総合研究科 統合呼吸器病学，4 長崎大学大学院医歯薬学総合研究科病理学/病理診断科，5 神奈川県立循環器呼吸器病センター 呼吸器内科，6 労働者健康安全機構 関西労災病院 放射線科，7 国立病院機構 近畿中央呼吸器センター 臨床研究センター，8 国立病院機構 名古屋医療センター，9 東邦大学医学部びまん性肺疾患研究先端統合講座

はじめに

特発性間質性肺炎（idiopathic interstitial pneumonias：IIPs）は原因不明の間質性肺炎の総称で，特発性肺線維症（idiopathic pulmonary fibrosis：IPF），特発性非特異性肺炎（idiopathic nonspecific interstitial pneumonia：iNSIP）など，9つの主要疾患に分類される[1]．これらの疾患はそれぞれ臨床経過，治療法，予後などが大きく異なり，診療にあたってはIIPsの各疾患を正しく診断することがきわめて重要である．一方，IIPsの診断には，臨床所見や経過に加えて胸部HRCT画像所見，肺病理所見がきわめて重要であり，呼吸器内科医のみでは正確な診断が困難な場合も少なくない．したがって，国際的および本邦のガイドラインでは，IIPsの診断にあたっては，「呼吸器内科医」，「放射線科医」，「病理医」の3者が合議し診断を決定するMDD（multidisciplinary discussion）が必須とされている[1]~[4]．しかし，本邦では胸部専門の放射線科医，肺病理専門の病理医は少なく，実臨床において同一施設内で3領域の専門医師によるMDDを実施できる施設は少ない．

そこで，実臨床においてIIPsに対するMDDの実施を可能なものとすべく，webを用いた臨床・画像・病理データを含むIIPsクラウド型統合データベースの構築なら

びにそれを活用した遠隔MDD診断システムの開発を考案した．またIIPs症例において実際に遠隔MDDを実施し，その有用性を検証した．

研究方法

a) IIPsクラウド型統合データベースの構築と遠隔MDD診断システムの開発

全国39の日本呼吸器学会認定施設より，外科的肺生検を実施したIIPs症例（2009年4月〜2014年3月）の臨床情報，胸部HRCT画像，肺病理スライドを収集し，それらを電子化しておのおの異なるサーバーにアップロードした．各データ（臨床・画像・病理）を匿名化番号で連結し，IIPsクラウド型統合データベースを構築した（**図❶**）．また，クラウド型統合データベースとWeb会議システム（Arcstar Web Conferencing, NTT Communications）を用いて呼吸器内科医，放射線科医，病理医がweb上で臨床・画像・病理データを閲覧したのち，合議してMDD診断を下せる「遠隔MDD診断システム」を開発した（**図❶**）．

b) IIPsにおける遠隔MDDの有用性の検証

クラウド型統合データベースに集積されたIIPs症例

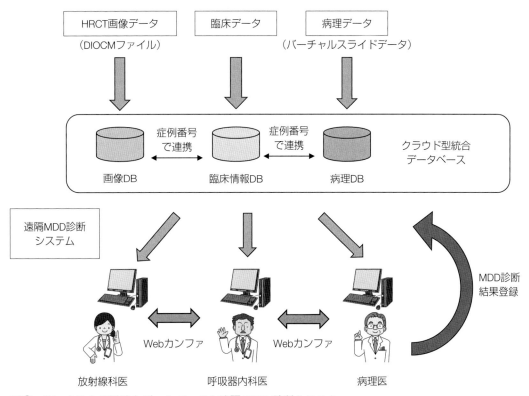

図❶　IIPs クラウド型統合データベースと遠隔 MDD 診断システム

に対し，呼吸器内科医，放射線科医，病理医により遠隔 MDD を実施した．臨床・画像・病理データと予後情報のある IIPs 症例（465 例）を対象に，施設診断および遠隔 MDD 診断にもとづく各 IIPs 疾患の頻度や予後の相違を比較解析した．

結　果

計 524 症例の臨床・画像（DICOM データ）・病理（バーチャルスライド）データを収集し，IIPs クラウド型統合データベースを構築した．また，呼吸器内科医，放射線科医，病理医からなる MDD チームを 4 チーム結成し，データベースに集積された症例に対し遠隔 MDD を実施して MDD 診断を得た．解析対象とした IIPs 465 症例における施設診断および遠隔 MDD 診断による疾患頻度を**表❶**に示す．遠隔 MDD により 219 例（47%）で施設診断と異なる診断結果となった．施設診断と遠隔 MDD 診断を比較した cord diagram を**図❷**に示す[5]．施設診断 IPF 症例のうち，151 例（67%）は遠隔 MDD 診断で IPF であったが，59 例（26%）は分類不能型に再分類され

表❶　施設診断と遠隔 MDD 診断における疾患頻度

診断名	施設診断	遠隔 MDD 診断
IPF	227 (49)	200 (43)
iNSIP	99 (21)	44 (9)
COP	20 (4)	5 (1)
DIP/RB-ILD	16 (3)	9 (2)
LIP	5 (1)	0
iPPFE	7 (2)	18 (4)
分類不能型	91 (20)	168 (36)
その他の疾患（IIPs 以外）	0	21 (5)

データは症例数（%）で表記
MDD, multidisciplinary discussion；IPF, idiopathic pulmonary fibrosis；iNSIP, idiopathic non-specific interstitial pneumonia；COP, cryptogenic organizing pneumonia；DIP, desquamative interstitial pneumonia；RB-ILD, repiratory bronchiolitis-interstitial lung disease；LIP, lymphoid interstitial pneumonia；iPPFE, idiopathic pleuroparenchymal fibroelastosis；IIPs, idiopathic interstitial pneumonias.

た．施設診断 iNSIP 症例は，遠隔 MDD により 42 例（43%）は分類不能型，17 例（17%）は IPF と診断され，MDD により iNSIP は減少した．

生存解析では，施設診断と遠隔 MDD 診断のいずれにおいても，IPF は non-IPF とくらべ有意に予後不良だった．施設診断および遠隔 MDD 診断にもとづく IIPs 各疾

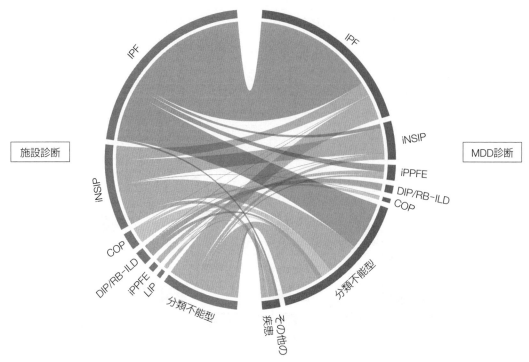

施設診断   MDD診断

図❷　施設診断と遠隔 MDD 診断を比較した Cord Diagram
（vi ページカラー図譜参照）

（Fujisawa T *et al*, 2019[5]）より改変引用）

患の生存曲線を示す（**図❸**）[5]．疾患予後の比較では，施設診断において iNSIP と分類不能型，分類不能型と IPF，IPF と iPPFE（idiopathic pleuroparenchymal fibroelastosis）の間で予後に有意差はみられなかった．一方，遠隔 MDD 診断では，各 2 疾患間での予後の差は有意となり（iNSIP vs. 分類不能型 p＝0.034，分類不能型 vs. IPF p＝0.002，IPF vs. iPPFE p＝0.003），iNSIP，分類不能型，IPF，iPPFE の順に不良で，遠隔 MDD 診断は施設診断と比較して IIPs 各疾患の予後の分別に優れていた（Harrell C-indexes：MDD 診断 0.654 vs. 施設診断 0.610）．

考　察

　本研究では，IIPs の診断において施設内外で広くMDD を実施可能にすべく，臨床・画像・病理データを統合したクラウド型データベースの構築とそれを用いた遠隔 MDD 診断システムの開発をおこなった．今回開発したシステムを用いて，データベースに集積した IIPs 症例において遠隔 MDD を実施し 465 例で MDD 診断を得ることができた．すなわち，クラウド型統合データベース

と遠隔 MDD 診断システムは，実臨床において遠隔MDD を十分に実施可能にするものであり，胸部専門の放射線科医，肺病理専門の病理医が不足する本邦において，IIPs 診断における MDD の普及に大きく貢献するものと考えられた．

　IIPs 各疾患の予後の解析では，MDD 診断は施設診断と比較して疾患予後の分別に優れることが示された．これまでも，IIPs 診断における MDD の重要性は報告されているが[6)7]，それらは症例数 100 例以下の検討であり，さらに外科的肺生検が実施された症例は全体の 20〜30％程度にとどまっていた．本研究は IIPs 465 例を対象とし，また全例で外科的肺生検が実施されている．すなわち，外科的肺生検を実施した IIPs における MDD 診断の有用性に関して大規模コホートで明らかにしたものであり，この結果は IIPs 診療においてきわめて意義深いものと考えられた．

　本研究では，IIPs 以外の間質性肺疾患（慢性過敏性肺炎，膠原病に伴う間質性性肺疾患など）は研究対象に含まれていなかった．実臨床では，IIPs とそれらの鑑別が問題となる間質性肺疾患症例は多く経験され，今後は

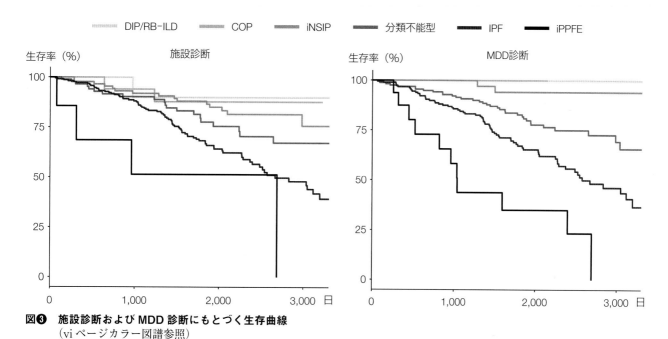

図❸　施設診断および MDD 診断にもとづく生存曲線
（viページカラー図譜参照）

（Fujisawa T *et al*, 2019[5]）より改変引用）

IIPs のみでなく広く間質性肺疾患を含んだ real world の前向きコホートによって，クラウド型統合データベースを用いた遠隔 MDD の有用性を検証していくことが重要であると考えられた.

おわりに

IIPs クラウド型統合データベースとそれを用いた遠隔 MDD は，十分に実施可能でかつ IIPs 診断に有用であり，IIPs における MDD の普及に大きく貢献すると考えられる.

謝　辞
本研究は，「日本医療研究開発機構（難治性疾患実用化研究事業）特発性間質性肺炎の診断精度向上とエビデンス創出のためのクラウド型統合データベースとインタラクティブ診断システムの開発に関する研究班」と，「びまん性肺疾患に関する調査研究班」の共同研究にて実施した. 研究にご協力いただいた多くの先生方，イーサイトヘルスケア株式会社の皆様，また症例データをご提供いただいた各御施設の先生方に深謝申し上げます.

●● **文　献** ●●

1) Travis WD *et al*：An official american thoracic society/european respiratory society statement：Update of the international multidisciplinary classification of the idiopathic interstitial pneumonias. *Am J Respir Crit Care Med* **188**：733-48, 2013

2) Raghu G *et al*：An official ats/ers/jrs/alat statement：idiopathic pulmonary fibrosis：Evidence-based guidelines for diagnosis and management. *Am J Respir Crit Care Med* **183**：788-824, 2011

3) Raghu G *et al*：Diagnosis of idiopathic pulmonary fibrosis. An official ats/ers/jrs/alat clinical practice guideline. *Am J Respir Crit Care Med* **198**：e44-e68, 2018

4) Homma S *et al*：Japanese guideline for the treatment of idiopathic pulmonary fibrosis. *Respir Investig* **56**：268-291, 2018

5) Fujisawa T *et al*：Nationwide cloud-based integrated database of idiopathic interstitial pneumonias for multidisciplinary discussion. *Eur Respir J* **53**, 2019

6) Walsh SL *et al*：Multicentre evaluation of multidisciplinary team meeting agreement on diagnosis in diffuse parenchymal lung disease：A case-cohort study. *Lancet Respir Med* **4**：557-565, 2016

7) Jo HE *et al*：Clinical impact of the interstitial lung disease multidisciplinary service. *Respirology* **21**：1438-1444, 2016

第 18 回肺サーファクタント分子病態研究会
掲載にあたって

　肺サーファクタント分子病態研究会は，帝人ファーマ株式会社共催のもと，2002 年に東京にて第 1 回を開催して以来，年 1 回の学術発表ならびに講演をおこなって参りましたが，2019 年 6 月 1 日開催の第 18 回を最後に，今後は日本肺サーファクタント・界面医学会に発表の場を移し，発展的に終会することになりました．

　本研究会が掲げてきた目標は，肺サーファクタントおよび肺胞上皮，また，それにかかわる肺胞マクロファージや細胞外マトリックスなど，肺胞と末梢気道の病態形成に包含される諸因子に焦点をあてた研究を後押しすることでした．

　全 18 回に及ぶ研究会を回顧いたしますと，内科，小児科，産婦人科，麻酔科，分子生物学，薬理学，病理学等，多領域の医師・研究者が集い，熱い討議が積み重ねられ，種々の呼吸器疾患の病態解明と診断・治療法開発に繋がる糸口を見つけることができたように思います．

　最後になりますが，今号では，2019 年に開催された第 18 回研究会で発表された 10 の演題のうち，5 の演題における記録集を掲載しておりますので，お目通しいただけましたら幸甚です．

事務局：

肺サーファクタント分子病態研究会

代表世話人　高橋　弘毅

札幌医科大学医学部呼吸器・アレルギー内科学講座 教授

〒 060-8543　札幌市中央区南 1 条西 16 丁目

TEL：011-611-2111（内線 32400）

FAX：011-613-1543

血清エクソソームの最新定量プロテオミクスを用いた線維化マーカーの探索

白井雄也　木庭太郎　武田吉人

はじめに

　特発性肺線維症（IPF）は，遺伝的素因に加齢・環境・喫煙などの外的要因が慢性的に加わることで発症する複雑かつ多様な疾患であるため，診断・治療・新薬開発ストラテジーのパラダイムシフトとして特異性の高いバイオマーカー（BM）の開発が求められている．最も有用なBMのリソースとしての血液は，多くの夾雑物を含むため，網羅的解析を用いても有用なBMの同定には至っていない．そこで，血中を漂う細胞外小胞（エクソソーム）の研究により，血清プロテオミクスの抱える種々の問題点を克服できると考えた．当教室では血清エクソソームのプロテオミクスを用いたBMの開発をおこなっており，これまでエクソソームから単離したいくつかのタンパクプロファイルが呼吸器疾患の病態や病勢を反映することを報告してきた[1]．現在，筆者らは先行研究で培った技術を発展させ，IPFのBM探索に挑戦している．本稿では，IPFにおけるBMの現状と，最新プロテオミクスを用いた解析について紹介する．

IPF の概要

　IPFは不可逆的に肺の線維化が進行する難病である．近年では病態解明が進み，抗線維化薬も開発されてきているが，生存期間の中央値は3～5年に止まっている[2]．IPFは特発性間質性肺炎の一つのサブタイプで，診断はCT画像・臨床経過・病理組織などにもとづいて集学的におこなわれる．現在のガイドラインでは，診断時にHRCTを撮影し，画像パターン分類（UIP, Probable UIP, Indeterminate for UIP, Alternative diagnosis）を

おこなうことが強く推奨されている[3]．一方でIPFを疑われる患者の約30％のCT画像がIndeterminantであるため，definiteの診断を得るためには外科的肺生検などの侵襲的な処置が必要となる[4]．しかし，IPF患者は呼吸機能が著しく低下しており，高齢の症例も多いことから，外科的肺生検がおこなわれる場面は限られている．また，IPFには，長年病状が安定している症例もあれば進行性に線維化をきたしている症例もあり，その経過も様々である．そのため，診断に有用で，病態を反映するBMの開発が求められている．

IPF における BM 開発の現状

　現在，IPFのBMとして各オミクスから様々な候補があげられている（**表❶**）．これらの候補はIPFの病態を反映し，肺胞上皮細胞の障害にかかわる物質，細胞外マトリックスと線維増生にかかわる物質，免疫機構の障害にかかわる物質に分類される[5]．ゲノム研究からは，末梢血中の単核球の52個の遺伝子発現プロファイルから生存期間を予測するスコアが提案されている[6]．血清タンパクを使用した研究が最も精力的におこなわれており，IPFと患者の分類に使用できるタンパクや死亡率にかかわるタンパクなど，様々なBM候補が見出されている．しかし，いずれの物質においても単一のマーカーとして有効性が広く確認されているものはない[7][8]．現在臨床データと様々なBM候補を組み合わせることで，病勢の進行や予後，抗線維化薬の治療反応性を向上させる試みがなされている[9]．一方で質量分析（MS）やマスサイトメトリー（CyTOF）といった技術の発展に伴い，今後さらに有望なBM候補が見出されることも期待されている．

SHIRAI Yuya, KOBA Taro, TAKEDA Yoshito／大阪大学大学院医学系研究科 呼吸器・免疫内科学

表❶ IPF の BM 候補一覧

Biomarker	Diagnosis of IPF/disease susceptibility	Differential diagnosis from other ILDs	Disease prognosis (progression/mortality)	Treatment response
Associated with alveolar epithelial cell dysfunction				
KL-6	+	−	+	−
SP-A	+	+	+	−
SP-A genetic variants (*SFTPA2*)	+	−	−	−
SP-C genetic variants (*SFTPC*)	+	−	−	−
SP-D	+	+	+	−
		as part of a biomarker index		
CA19-9	+		+	−
CA-125	+	−	+	−
Mucin5B genetic variants (*MUC5B*)	+	−	+	−
cCK-18	+	+	−	−
Telomere length and telomerase mutations (*TERT, TERC*)	+	−	+	−
Associated with ECM remodeling and fibroproliferation				
MMP-7	+	+	+	−
MMP-1	+	+	−	−
LOXL2	+	−	+	−
Fibrocytes	+	−	+	−
Periostin	+	+	+	−
Osteopontin	+	+	−	−
Associated with immune dysfunction				
CCL-18	+	−	+	−
YKL-40	+	−	+	−
TLR3 genetic variants	−	−	+	
Toll interacting protein genetic variants (*TOLLIP*)	+	−	+	+
S100A12	−	−	+	
Anti-HSP70	+	−	+	
a-Defensins	+	−	+	
CXCL13	+	−	+	
Anti-vimentin Abs	+	−	+	−
CD4⁺ CD28⁺	−	−	+	−
Tregs	+	−	+	−
Microbiome	+	−	+	−
mtDNA	+	−	+	+
52-gene signature	+	+	+	+

Abbreviations：CCL-18, CC chemokine ligand 18；CK-18, cytokeratin 18；CXCL, CXC-motif ligand；ECM, extracellular matrix；HSP, heat shock protein；KL-6, Krebs von den Lungen-6；LOXL2, lysyl oxidase like-protein-2；MMP, matrix metalloproteinase；MUC, mucin；SP, surfactant protein；mtDNA, mitochondrial DNA；TOLLIP, Toll-interacting protein；TLR, Toll-like receptor；Tregs, T-regulatory cells. Strength of evidence：＋：data support potential utility；−：data have not shown a potential utility or not evaluated.

（Drakopanagiotakis F *et al*, 2018[5]）より引用）

エクソソームとは？

　エクソソームは様々な細胞が分泌する輸送小胞であり，近年生理現象のみならず新たな細胞間・臓器間のコミュニケーションの手段として注目を浴びている．これまでエクソソーム内の microRNA や mRNA など，遺伝的情報の網羅的解析はおもに癌領域でliquid biopsy として多く報告されている[10]．しかし，タンパクは核酸と違い増幅ができず，また網羅的な解析系が確立していないといった点から，エクソソームを対象としたプロテオミ

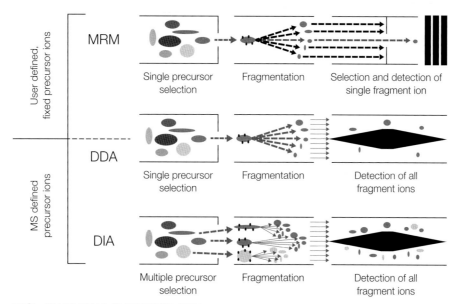

図❶　質量分析における解析手法の違い
1つ目から2つ目の質量分析計にイオン化されたペプチドが送られる際に，MRMでは選択したペプチドが，DDAではシグナル強度の強い（量の多い）ペプチドが送られる．DIA では制限しない．
（vii ページカラー図譜参照）

（Hu A *et al*, 2016[13]）より改変引用）

クス研究は遅れているのが現状である．一方で検体中のプロテアーゼからの分解を逃れるため病因となるタンパクをそのまま保有しており，血清プロテオミクスの際に問題となる夾雑物を除くこともできるといったメリットもあることから，エクソソームへの注目は高まっている．現在ではエクソソームの単離法において，従来の超遠心分離法やポリマー沈殿法にくらべ，より純度の高い方法として，サイズ排除クロマトグラフィー（EV-Second），ホスファチジルセリンアフィニティー法（Mag-Capture）が登場している．これら高純度でインタクトな単離法の出現により，エクソソーム研究が加速していくことが予想される．

次世代プロテオミクス

　プロテオミクスとは細胞や組織の発現している全てのタンパクを同定・定量し，個々のタンパク質の機能や関連を解析する学問である．呼吸器疾患におけるプロテオミクスでは，血液や呼気凝集液・喀痰・気管支肺胞洗浄液（BALF）など，多様なサンプルからバイオマーカーが探索されてきた[11]．プロテオミクスでは，質量分析計を用いて一度に大量のタンパクの定量をおこなうことが一般

的である[12]．

　これまでタンパクの質量分析では，網羅的なサンプリングや新たな物質の発見においては DDA（Data- dependent acquition），特定の物質の正確な定量においては MRM（Multiple reaction monitoring），と解析法を使い分けて定量をおこなうことが多かった．近年，質量分析計とバイオインフォマティクスの進歩から，DDA よりも高深度（微量な物質の定量が可能）で，MRM に近い正確な定量性を兼ね備えた方法として DIA（Data-independent acquition）が開発された[13]．上記の3つの方法はいずれも三連型の質量分析計を使用しており，1つ目の分析計でイオン化されてプレカーサーイオンとなるところまでは同じであるが，2つ目の分析計へ送られる際に，MRM では指定したタンパクのみ，DDA では存在量の多いタンパクが選別される．DIA ではこのような選択をおこなっていないため，検体中の微量タンパクも定量することが可能となり，より網羅的な解析をおこなうことができる（**図❶**）．

IPF におけるエクソソームを用いた BM 探索

　エクソソーム研究はいまだ発展途上であり，現在のと

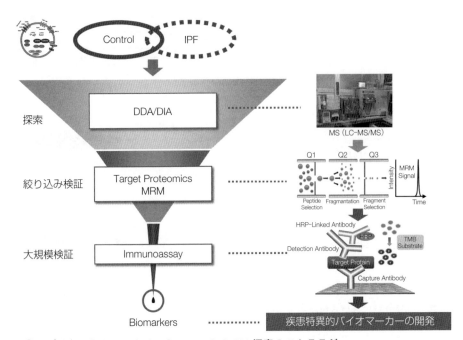

図❷　プロテオミクスによるエクソソームの BM 探索のストラテジー
（viii ページカラー図譜参照）

（矢賀元ら，2019[16]）より改変引用）

ころ，IPF とエクソソームに関する報告は少ない．喀痰を用いた研究では，IPF 患者と健常人におけるエクソソーム内の microRNA プロファイルの違いと呼吸機能との関連が報告されている[14]．また，IPF 患者の BALF 内には，細胞修復にかかわる WNT5A を含むエクソソームが増加しているとの報告もある[15]．一方で IPF 患者血清エクソソーム中のプロテオームを対象とした研究の報告はない．

当教室では呼吸器疾患における血清エクソソームのプロテオミクスを用いた BM 開発をおこなっている．IPF においては，マウスのブレオマイシンモデルを用いた先行研究をおこなったところ，マウスの血清エクソソームに対する質量分析（DDA）により約 700 種類のタンパクを同定することができた．また，コントロールとの比較により線維化にかかわる複数のタンパクが，ブレオマイシンモデルの血清エクソソーム内で増加していることを見出した．さらに免疫染色をおこない，これらのタンパクが肺組織で増加していることも確認した．現在，筆者らは IPF 患者を対象とした解析を進めている．最新プロテオミクスである DIA を用いることで約 2,500 種類のタンパクを同定・定量することに成功しており，健常人と

の比較により，IPF に特異的な BM 候補を見出している．現在，それらの BM 候補に関して別集団で MRM による検証をおこなっている（**図❷**）．

おわりに

細胞間のメッセンジャーとしての役割を果たすエクソソームは疾患プロセスにかかわる物質を内包していると考えられ，BM の非常に有用なリソースである．また，エクソソームの単離法やプロテオミクスの手法は日々進歩しており，最新技術を用いることで，これまで成し得なかった高精度で網羅的な解析を行うことが可能となってきている．今後エクソソームの研究により，IPF の表現型鑑別や治療反応性，予後予測にも有用であるような BM を同定し，カギとなるタンパクの発見により線維化の病態解明に繋がることを期待したい．

謝辞

本稿に際し，共同研究者の医薬基盤・健康・栄養研究所プロテオームリサーチプロジェクトの朝長毅先生，足立淳先生，ならびにバイオインフォマティクスプロジェクトの伊藤眞里先生，野島陽水先生に深謝いたします．

文　献

1) Koba T *et al*：Proteomic Profiling of Serum Exosomes to Identify Novel Biomarkers for COPD. *Am J Respir Crit Care Med* **197**：A7130, 2018

2) Raghu G *et al*：An official ATS/ERS/JRS/ALAT statement：idiopathic pulmonary fibrosis：evidence-based guidelines for diagnosis and management. *Am J Respir Crit Care Med* **183**：788-824, 2011

3) Raghu G *et al*：Diagnosis of Idiopathic Pulmonary Fibrosis：An Official ATS/ERS/JRS/ALAT Clinical Practice Guidelin. *Am J Respir Crit Care Med* **198**：e44-e68, 2018

4) Lynch DA *et al*：Diagnostic criteria for idiopathic pulmonary fibrosis：a Fleischner Society White Paper. *Lancet Respir Med* **6**：138-153, 2018

5) Drakopanagiotakis F *et al*：Biomarkers in idiopathic pulmonary fibrosis. *Matrix Biol* **68-69**：404-421, 2018

6) Herazo-Maya JD *et al*：Peripheral Blood Mononuclear Cell Gene Expression Profiles Predict Poor Outcome in Idiopathic Pulmonary Fibrosis. *Sci Transl Med* **5**：205ra136, 2013

7) Maher TM *et al*：An epithelial biomarker signature for idiopathic pulmonary fibrosis：an analysis from the multicentre PROFILE cohort study. *Lancet Respir Med* **5**：946-955, 2017

8) Raghu G *et al*：Idiopathic Pulmonary Fibrosis Prospective, Case-Controlled Study of Natural History and Circulating Biomarkers. *Chest* **154**：1359-1370, 2018

9) White ES *et al*：Plasma surfactant protein-D, matrix metalloproteinase-7, and osteopontin index distinguishes idiopathic pulmonary fibrosis from other idiopathic interstitial pneumonias. *Am J Respir Crit Care Med* **194**：1242-1251, 2016

10) Gorji-Bahri G *et al*：ExomiRs：A Novel Strategy in Cancer Diagnosis and Therapy. *Curr Gene Ther* **18**：336-350, 2018

11) Terracciano R *et al*：Asthma and COPD proteomics：current approaches and future directions. *Proteomics Clin Appl* **9**：203-220, 2015

12) Shiromizu T *et al*：Quantitation of putative colorectal cancer biomarker candidates in serum extracellular vesicles by targeted proteomics. *Sci Rep* **7**：12782, 2017

13) Hu A *et al*：Technical advances in proteomics：new developments in data-independent acquisition. *F1000res* **5**：419, 2016

14) Njock MS *et al*：Sputum exosomes：promising biomarkers for idiopathic pulmonary fibrosis. *Thorax* **74**：309-312, 2018

15) Martin-Medina A *et al*：Increased Extracellular Vesicles Mediate WNT-5A Signaling in Idiopathic Pulmonary Fibrosis. *Am J Respir Crit Care Med* **198**：1527-1538, 2018

16) 矢賀元ほか：プロテオミクスがひもとく炎症性呼吸器疾患. 最新医学 **74**：233-239, 2019

線維化肺組織の細胞外基質が線維細胞の miR-21 発現に及ぼす影響の検討

佐藤正大[1,2]　西岡安彦[1]　Martin Kolb[2]

はじめに

　線維細胞は，血球系と間葉系の性質を併せもつ単球由来の間葉系前駆細胞である[1]．その発見後，線維細胞は組織線維化を誘導することで創傷治癒に貢献する細胞と認識されてきた．しかし近年，特発性肺線維症（idiopathic pulmonary fibrosis：IPF）の病理学的特徴の一つであり，線維芽細胞の異常増殖状態を意味する線維芽細胞巣の量と，肺内浸潤線維細胞数との間の相関や[2]，末梢血中の線維細胞数と IPF 患者の早期死亡率との間の相関が報告され[3]，線維化肺における線維細胞は，肺の病的線維化を促進する負の側面をもつことが認識されるようになった．しかし実際に線維細胞がどのようなメカニズムで肺の線維化促進に関与しているかはいまだ不明な点が多い．

　近年，様々なマイクロ RNA（miRNA）が IPF の病態にかかわっている可能性が報告されている[4]．miRNA は細胞間情報伝達にかかわる重要な傍分泌因子の一つとされているが，線維細胞の分泌する miRNA が肺の線維化に与える影響についてはいまだ報告がない．本稿では，線維細胞の分泌する線維化促進性 miRNA に焦点を当て，その肺線維症における役割について検討した．

方　法

　8 週齢の Sprague Dawley ラットに Active Transforming growth factor-β1（AdTGF-β1）をエンコードしたアデノウイルスベクター，あるいはブレオマイシンを経気管支投与することで，肺線維症を惹起した．ラット肺をコラゲナーゼ処理して得られた細胞を，10%FBS DMEM 中で 7 日間培養し，浮遊細胞を充分な PBS 洗浄で除去した．培養皿上に付着した細胞を CD45 microbeads 抗体を用いて陽性細胞と陰性細胞に分離し，CD45 陽性細胞を線維細胞として，CD45 陰性細胞を線維芽細胞として以下の実験に使用した．正常ラット肺，線維化ラット肺を，10% Triton X，2% Sodium Deoxycolate，6% NaCl を用いた洗浄プロトコールにより，脱細胞化肺組織を作成した．脱細胞化肺組織を正常肺由来線維細胞で再細胞化し，7〜14 日間の培養ののちに Taqman qPCR 法を用いて miR-21-5p の発現量を比較検討した．エクソソームは培養上清を Total Exosome Isolation Reagent（Thermo Fisher®）と混合した後，42,000 g×90 分の超遠心で単離した．

結　果

1）線維症肺由来線維細胞における線維化促進性 miRNA 発現

　本検討において筆者らは miR-21 に着目し研究を進めた．miR-21 は IPF 肺組織内での高発現が報告されており[5,6]，その阻害は I 型コラーゲン，フィブロネクチン，α-SMA の発現抑制作用を介して動物モデルにおける線維化を改善させたとする報告があることから[7]，線維化促進性 miRNA の一つとされている．

　TGF-β1 過剰発現，あるいはブレオマイシン誘発によってラット肺に線維化を惹起し，肺組織から単離した線維細胞の miRNA 発現を比較検討したところ，いずれのモデルにおいても線維症肺由来線維細胞において

SATO Seidai, NISHIOKA Yasuhiko, Martin KOLB/1 徳島大学大学院医歯薬学研究部　呼吸器・膠原病内科学分野，2 Firestone Institute for Respiratory Health, McMaster University

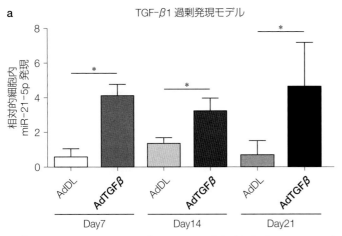

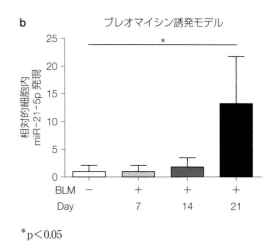

*p<0.05

図❶　肺線維症動物実験モデルにおける肺内線維細胞の miR-21 発現
　　a） TGF-β1 過剰発現アデノウイルスベクターの経気管支投与による肺線維症モデルラットの肺組織から線維細胞を単離し，miR-21 発現を qPCR 法で比較検討した．AdTGFβ：Active Transforming growth factor-β1 encoding adenovirus vector，AdDL：Control vector.
　　b） ブレオマイシンの経気管支投与による肺線維症モデルラットの肺組織より線維細胞を単離し，miR-21 発現を qPCR 法で比較検討した．

miR-21 発現が増加していた（**図❶**）.

2）線維細胞由来 miR-21 の線維化促進効果

　エクソソームは小さな脂質小胞体であり，内部に miRNA 等を内包して分泌されたのち，隣接細胞または遠隔細胞によって取り込まれ，レシピエント細胞の性質を調節する．このようなエクソソームに内包された miRNA は，細胞間情報伝達において重要な因子の一つとされている.

　そこで筆者らはラットの正常肺組織，あるいは TGF-β1 誘発性線維化肺組織から単離した線維細胞の培養上清からエクソソームを抽出し，正常肺由来線維芽細胞に投与した．その結果，線維化肺由来線維細胞のエクソソームは線維芽細胞の I 型コラーゲン発現を増加させたが，正常肺由来線維細胞のエクソソームや，事前に miR-21 inhibitor で処理した線維化肺由来線維細胞のエクソソームでは同様の効果は認められなかった（**図❷**）.

3）脱細胞化線維性肺組織による線維細胞の miR-21 発現増加

　最後に筆者らは，線維化肺組織中のどのような因子が線維細胞に影響を与えたのか検討するため，ラットの正常肺組織，あるいは TGF-β1 誘発性線維化肺組織より脱細胞化肺組織を作成し，正常肺由来線維細胞で再細胞化

し，培養した．その結果，脱細胞化線維性肺組織内で培養した群では，脱細胞化正常肺組織内で培養した群にくらべて，線維細胞の miR-21 発現が増加していた（**図❸**）.

考　察

　今回の検討において，線維細胞は線維化促進性 miRNA を内包したエクソソームの分泌を介して，周囲の線維芽細胞に線維化促進効果を与えている可能性が示された．さらに，線維細胞は線維化肺組織内で構築された異常な細胞外基質（extracellular matrix：ECM）の影響を受けて，線維化促進性 miRNA の発現量を変化させている可能性も示唆された．これらの仮説についてより詳細なメカニズムを解明することができれば，線維細胞を介した新たな線維化促進性メカニズムを解明し，将来的な治療戦略に結び付けられる可能性がある.

　本検討において，線維性肺組織の微小環境におけるどのような因子が線維細胞の機能変化に関与しているのかが，今後の検討課題である．組織の線維化過程において，構成成分の変化とともに組織の剛性は増加する[8]．そして構築された線維化組織における異常な ECM が周囲の線維芽細胞の機能に影響を与えるとした既報告がある[9][10]．ECM 成分が分化をはじめとした種々の細胞機能に影響を与えることは広く知られているが，ECM 成分を標的とした治療戦略は，肺線維症分野において今まで

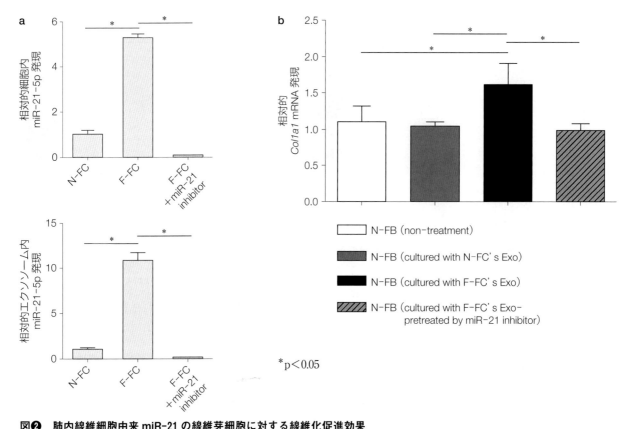

*p<0.05

図❷　肺内線維細胞由来 miR-21 の線維芽細胞に対する線維化促進効果

  a） TGF-β1 過剰発現アデノウイルスベクターの経気管支投与によりラット肺に線維化を惹起した．正常肺由来線維細胞（N-FC；normal-fibrocytes）と線維化肺由来線維細胞（F-FC；fibrotic-fibrocytes），事前に miR-21 inhibitor で処理した F-FC の細胞内 miR-21-5p 発現と，培養上清より単離したエクソソーム内 miR-21-5p 発現を qPCR 法で比較検討した．

  b） N-FC 由来エクソソーム（Exo：exosomes），F-FC 由来エクソソーム，miR-21 inhibitor 事前処理 F-FC 由来エクソソームを，それぞれ正常肺由来線維芽細胞（N-FB：normal-fibroblasts）に 24 時間ごとに 2 回加えたのち，qPCR 法で線維芽細胞内の *Col1a1* 発現を比較検討した．

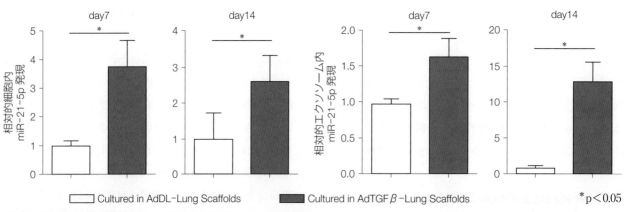

図❸　脱細胞化線維性肺組織による線維細胞の miR-21 発現増加

  TGF-β1 過剰発現アデノウイルスベクターの経気管支投与によりラット肺に線維化を惹起し，28 日後に採取した肺組織より脱細胞化肺組織を作成した．これら脱細胞化肺組織を正常ラット肺より単離された線維細胞で再細胞化させ，7～14 日間の培養ののちに線維細胞内 mi-21-5p 発現と，培養上清から単離したエクソソーム内 miR-21-5p 発現を qPCR 法で比較検討した．AdTGFβ：Active Transforming growth factor-β1 encoding adenovirus vector，AdDL：Control vector.

試みられたことがない．今後，特定の ECM 成分が線維細胞の miRNA 発現調節を介して肺の線維化促進に働いていることを証明できれば，これにもとづく新たな治療標的候補の発見が可能になるかもしれない．

おわりに

本研究は，線維化肺組織における ECM が，線維細胞の miRNA 発現を変化させてさらなる線維化進行に寄与するという仮説を立て，その制御による新たな治療戦略の開発を目指すことを目的としている．これにより新たな線維化促進メカニズムを同定できれば，IPF をはじめとした各種線維性疾患の新たな治療戦略に結び付く可能性がある．

文　献

1) Reilkoff RA *et al*：Fibrocytes：emerging effector cells in chronic inflammation. *Nat Rev Immunol* **11**：427-35, 2011

2) Andersson-Sjöland A *et al*：Fibrocytes are a potential source of lung fibroblasts in idiopathic pulmonary fibrosis. *Int J Biochem Cell Biol* **40**：2129-40, 2008

3) Moeller A *et al*：Circulating fibrocytes are an indicator of poor prognosis in idiopathic pulmonary fibrosis. *Am J Respir Crit Care Med* **179**：588-94, 2009

4) Pandit KV *et al*：MicroRNAs in idiopathic pulmonary fibrosis. *Transl Res* **157**：191-9, 2011

5) Liu G *et al*：miR-21 mediates fibrogenic activation of pulmonary fibroblasts and lung fibrosis. *J Exp Med* **207**：1589-97, 2010

6) Liu L *et al*：miR-21 promotes pulmonary fibrosis in rats via down-regulating the expression of ADAMTS-1. *Xi Bao Yu Fen Zi Mian Yi Xue Za Zhi* **32**：1636-1640, 2016

7) Makiguchi T *et al*：Serum extracellular vesicular miR-21-5p is a predictor of the prognosis in idiopathic pulmonary fibrosis. *Respir Res* **17**：110, 2016

8) Liu F *et al*：Feedback amplification of fibrosis through matrix stiffening and COX-2 suppression. *J Cell Biol* **190**：693-706, 2010

9) Wipff PJ *et al*：Myofibroblast contraction activates latent TGF-beta 1 from the extracellular matrix. *J Cell Biol* **179**：1311-23, 2007

10) Marinkovic A *et al*：Improved throughput traction microscopy reveals pivotal role for matrix stiffness in fibroblast contractility and TGF-beta responsiveness. *Am J Physiol Lung Cell Mol Physiol* **303**：L169-L180, 2012

Syndecan-4 は poly（I：C）による肺の炎症を抑制する

佐藤佑樹　谷野功典　二階堂雄文　東川隆一

河俣貴也　王　新涛　柴田陽光

はじめに

　プロテオグリカンは，グリコサミノグリカンとよばれる高度に陰性荷電した硫酸化多糖がコアタンパクに結合してできる糖タンパクであり，側鎖の種類によりヘパラン硫酸プロテオグリカン，コンドロイチン硫酸プロテオグリカンなどに分類される[1]．正常肺では肺の細胞表面や間質に多くのプロテオグリカンが存在するが，Syndecan は細胞表面に発現する膜貫通型ヘパラン硫酸プロテオグリカンであり，ヒトでは Syndecan-1 から-4 の 4 種類が存在し，肺の発達，創傷の治癒や炎症反応に関与している[2,3]．また，Syndecan は matrix metalloproteinase（MMP）-7，MMP-9 や disintegrin，A disintegrin and metalloprotease（ADAM）-17 などにより細胞表面から切断され，細胞表面だけでなく可溶型としても存在し[4]，プロテオグリカン側鎖が種々の cytokine，chemokine，growth factor と結合することにより生物学的な活性を調節している[3,5]．

　これまで筆者らは肺における Syndecan-4 の抗炎症作用を報告してきたが，肺ウイルス感染における Syndecan-4 の役割は明らかにされていない．本研究では，ウイルスの二本鎖 RNA の mimic である合成二本鎖 RNA アナログ polyinosinic：polycytidylic acid ［poly（I：C）］を用いて，肺の炎症における Syndecan-4 の役割を検討した．

方法と結果

　まず，野生型マウス（WT）および Syndecan-4 欠損マウス（KO）に poly（I：C）（2.5 mg/kg）を経鼻投与し，BAL 所見および肺組織における IFN-β1，IL-6，ICAM-1 および MCP-1 の mRNA 発現を 2 群間で比較した．KO では，WT とくらべて poly（I：C）投与後の BAL 液中の好中球およびリンパ球が多かった（図❶）．また KO では，WT とくらべて poly（I：C）投与後の BAL 液中の IFN-β1，IL-6，MCP-1 および ICAM-1 の mRNA 発現が亢進していた（図❷）．

　つぎに，その機序を明らかにするためにヒト気道上皮細胞株 BEAS-2B を使用して *in vitro* の検討をおこなった．Syndecan-4 siRNA 導入による Syndecan-4 の knockdown 後（図❸a），poly（I：C）（10 μg/mL）で刺激し，IFN-β1 および ICAM-1 の mRNA 発現およびウエスタンブロットによる MAP kinase 活性を解析した．Poly（I：C）刺激により，IFN-β1，ICAM-1 の mRNA 発現は亢進し，Syndecan-4 の knockdown によりさらに増強された（図❸b, c）．MAP kinase の検討では，Syndecan-4 knockdown により poly（I：C）刺激後増強した JNK 活性化はさらに上昇し，ERK の活性化は低下した（図❹）．

考　察

　本研究において，KO では WT と比較して poly（I：C）投与後の BAL 液中好中球およびリンパ球が増加し，IFN-β1，IL-6，MCP-1 および ICAM-1 の mRNA 発現が高いことを示した．さらに気道上皮細胞では poly（I：C）刺激後の IFN-β1 および ICAM-1 の mRNA 発現は Syndecan-4 knockdown によって増強され，気道上皮細

SATO Yuki, TANINO Yoshinori, NIKAIDO Takefumi, TOGAWA Ryuichi, KAWAMATA Takaya, WANG Xintao, SHIBATA Yoko／福島県立医科大学医学部 呼吸器内科学講座

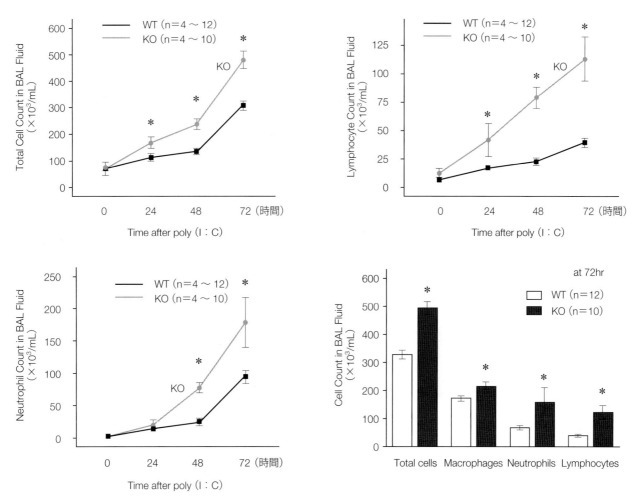

図❶ Syndecan-4 欠損マウスの poly（I：C）経鼻投与後の BAL 液所見
Syndecan-4 欠損マウスでは，野生型マウスにくらべて poly（I：C）投与後の BAL 液中の好中球およびリンパ球が多かった．WT：野生型マウス，KO：Syndecan-4 欠損マウス．*p＜0.05 vs. WT．Mean±SEM

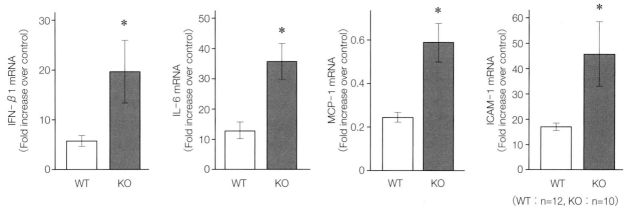

（WT：n=12, KO：n=10）

図❷ Syndecan-4 欠損マウスの poly（I：C）経鼻投与 72 時間後の肺組織での炎症メディエーター発現
Syndecan-4 欠損マウスでは野生型マウスと比較して poly（I：C）投与後の IFN-β1，IL-6，MCP-1，ICAM-1 の mRNA が高値であった．WT：野生型マウス，KO：Syndecan-4 欠損マウス．*p＜0.05 vs WT．Mean±SEM

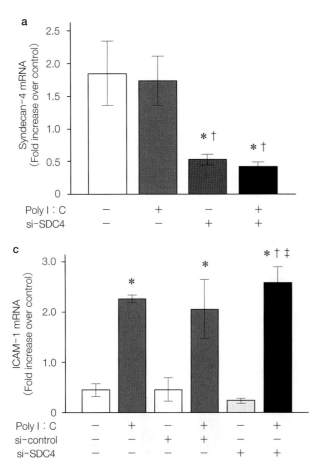

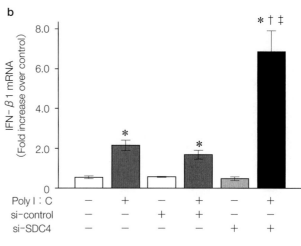

図❸ 気道上皮細胞における poly（I：C）刺激後の IFNβ1 と ICAM-1 に対する Syndecan-4 の役割
気道上皮細胞 BEAS-2B において Syndecan-4 siRNA の導入による Syndecan-4 の knockdown は，Syndecan-4 mRNA 発現を抑制し（**a**），poly（I：C）刺激後の IFN-β1（**b**）と ICAM-1（**c**）の mRNA 発現を有意に増強した．si-SDC4：Syndecan-4 siRNA．si-control：control siRNA．*p＜0.05 vs. medium only group． †p＜0.05 vs. poly I：C group．‡p＜0.05 vs. poly I：C with si-control group．Mean±SEM

胞へのウイルス感染において Syndecan-4 が炎症性メディエータの発現を抑制している可能性が示された．

　これまで筆者らは，肺の線維化や炎症における Syndecan-4 の役割を報告してきた．Bleomycin（BLM）肺線維症モデルにおいて，Syndecan-4 欠損マウスでは野生型マウスと比較して肺組織中 collagen と α-SMA の mRNA 発現が有意に亢進し，肺線維化スコアが高値であることを示した[6]．また，肺線維芽細胞を使用した *in vitro* での検討で，TGF-β による collagen と α-SMA の発現亢進と Smad3 活性化が Syndecan-4 により抑制され，さらに Syndecan-4 knockdown により TGF-β による collagen と α-SMA の発現，Smad3 活性化が増強することを示し，Syndecan-4 が TGF-β シグナル伝達を抑制することを介して肺線維化を抑制することを示した．ま

た特発性間質性肺炎急性増悪患者では安定期の血清 Syndecan-4 濃度が，非生存群では生存群より高値であり，多変量解析の結果，唯一の予後予測因子であることを示し[7]，肺線維化における Syndecan-4 の重要性を報告した．

　さらに，マウス lipopolysaccharide（LPS）肺傷害モデルにおいて KO では WT と比較して，LPS 気管内投与後の BAL 中好中球が多く，CXC chemokine である MIP-2，KC が高値であることを報告し，Syndecan-4 が LPS 肺傷害において抗炎症作用をもつことを示した[8]．またマウスでの肺炎球菌生菌モデルの検討では，KO では WT と比較して肺炎球菌経鼻投与後の致死率が有意に高く，24 時間後の血中細菌数が有意に増加し，血中 IL-6，KC，MIP-2 がより高値であった[9]．さらに細菌性肺炎患者では，健常者と比較して入院時の血清 Syndecan-4 濃

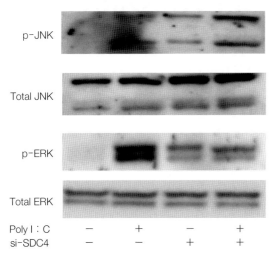

Poly I：C　　－　　＋　　－　　＋
si-SDC4　　　－　　－　　＋　　＋

図❹　気道上皮細胞における poly（I：C）刺激後の MAP kinase 活性化に対する Syndecan-4 の役割
気道上皮細胞 BEAS-2B において，Syndecan-4 の knockdown は poly（I：C）刺激後の JNK 活性化をさらに増強し，ERK の活性化は低下させた．n＝3，si-SDC4：Syndecan-4 siRNA

度が高値であり，血清 Syndecan-4 が肺炎重症度と逆相関し，抗菌薬治療で短期間に改善した症例では，治療経過とともに血清 Sydecan-4 が上昇する一方，改善しない群では変化しないことを示し，細菌性肺炎において，Synedcan-4 が肺への好中球遊走・血中炎症性サイトカイン上昇や血中細菌数増加を抑制することにより，肺炎の重症化を抑制している可能性が示唆された．

　Poly（I：C）はウイルス二本鎖 RNA を模倣する合成 RNA アナログであり，マクロファージ，樹状細胞，上皮細胞など様々な細胞からの I 型 IFN や炎症性サイトカイン産生を促進する．Poly（I：C）の受容体としては TLR3，retinoic acid-inducible gene I（RIG-I），melanoma differentiation-associated gene 5（MDA5）が知られているが，腎細胞株 HEK293 において，Syndecan-4 がウイルス感染後に増加し，RIG-I の活性化を阻害することにより I 型 IFN の過剰産生を抑制することが報告されている[10]．本研究では，Poly（I：C）により MAP kinase である ERK，JNK の活性化が亢進し IFN-β の産生が増加し，Syndecan-4 knockdown により JNK 活性化がさらに上昇し，ERK 活性化は低下した．その機序の詳細は不明だが，poly（I：C）による産生された IFN-β

と IFN 受容体との結合を，Syndecan-4 のグリコサミノグリカン側鎖が IFN-β と結合することによって阻害している可能性や Syndecan-4 が直接 TLR3 からのシグナルを調節している可能性などが考えられ，今後さらに解析が必要と考えられる．

おわりに

　Syndecan-4 は，肺上皮細胞において MAP kinase 活性化の調整を介した炎症性メディエータ発現の抑制することによって，ウイルスによる肺の炎症を抑制すると考えられた．

文　献

1) Souza-Fernandes AB *et al*：Bench-to-bedside review：the role of glycosaminoglycans in respiratory disease. *Crit Care* **10**：237, 2006
2) Rapraeger AC：Syndecan-regulated receptor signaling. *J Cell Biol* **149**：995-998, 2000
3) Bertrand J *et al*：Soluble syndecans：biomarkers for diseases and therapeutic options. *Br J Pharmacol* **176**：67-81, 2019
4) GÖTTE M：Syndecans in inflammation. *The FASEB J* **17**：575-591, 2003
5) Fitzgerald ML *et al*：Shedding of Syndecan-1 and -4 Ectodomains Is Regulated by Multiple Signaling Pathways and Mediated by a Timp-3—Sensitive Metalloproteinase. *J Cell Biol* **148**：811-824, 2000
6) Tanino Y *et al*：Syndecan-4 Inhibits the Development of Pulmonary Fibrosis by Attenuating TGF-β Signaling. *Int J Mol Sci* **20**：4989, 2019
7) Sato Y *et al*：Baseline serum Syndecan-4 predicts prognosis after the onset of acute exacerbation of idiopathic interstitial pneumonia. *PLoS One* **12**：e0176789, 2017
8) Tanino Y *et al*：Syndecan-4 regulates early neutrophil migration and pulmonary inflammation in response to lipopolysaccharide. *Am J Respir Cell Mol Biol* **47**：196-202, 2012
9) Nikaido T *et al*：Serum Syndecan-4 as a Possible Biomarker in Patients With Acute Pneumonia. *J Infect Dis* **212**：1500-1508, 2015
10) Lin W *et al*：Syndecan-4 negatively regulates antiviral signalling by mediating RIG-I deubiquitination via CYLD. *Nat Commun* **7**：11848, 2016

肺 MAC 症における血清 L-Ficolin の意義

黒沼幸治[1]　小林智史[1]　斎藤充史[1,2]　池田貴美之[1]　大塚満雄[1]
千葉弘文[1]　有木　茂[2]　高橋素子[2]　高橋弘毅[1]

はじめに

近年，わが国においては非結核性抗酸菌（nontuberculous mycobacteria：NTM）による感染症が増加している．2014 年に日本呼吸器学会がおこなった全国調査で，肺 NTM 症の推定罹患率は人口 10 万に対し 14.7 と報告され，菌陽性肺結核症の罹患率をはじめて上回った[1]．

非結核性抗酸菌症の約 8 割を占める *Mycobacterium avium* complex（MAC）による肺 MAC 症は感染源や感染経路，発病，重症化の機序が不明である．環境中に存在する MAC は結核菌と比較して病原性が弱いため，宿主側の要因が発症に関連すると考えられている．今回筆者らは，肺 MAC 症患者における宿主の自然免疫に注目した．

C 型レクチンである Ficolin は，コラーゲン様ドメインとフィブリノーゲン様ドメインを併せもつタンパク質であり[2]，糖鎖と結合する能力（レクチン活性）を有し，感染初期，抗体非依存性の自然免疫において重要な働きをしていると考えられている．サーファクタント蛋白質 A，D（SP-A, SP-D）や MBL（mannose binding lectin）と同様，生体防御レクチンといわれている．本研究では肺 MAC 症患者における L-Ficolin の役割を検討した．

方法と結果

2011 年 4 月から 2017 年 9 月に当院を受診し，日本結核病学会および日本呼吸器学会が 2008 年に示した肺 NTM 症の診断基準[3]を満たした症例を対象とした．今回の研究では感染主菌種を MAC とし，当院自主臨床研究

表❶　研究対象者の臨床所見

	対照群（n=30）	MAC 患者（n=61）	p 値
年齢（歳）	45.7±15.5	70.9±8.9	p<0.001
中央値（歳）（最小～最大）	46.5（20-78）	71（40-89）	p<0.001
性（男/女）	23/7	11/50	p<0.001
喫煙歴（非喫煙者/<20 箱年/>20 箱年）	19/10/1	43/11/7	―
BMI（kg/m^2）	23.9±3.6	20.3±3.0	p<0.001
WBC（/μL）	5350±1795	5832±1662	p=0.208
CRP（mg/dL）	0.08±0.08	0.30±0.56	p=0.032
Alb（g/dL）	4.52±0.27	3.87±0.35	p<0.001
SP-A（ng/mL）（<43.8）	29.5±11.3	37.0±16.5	p=0.027
SP-D（ng/mL）（<110）	60.0±37.3	117.5±80.5	p<0.001

Student の t 検定

KURONUMA Koji, KOBAYASHI Tomofumi, SAITO Atsushi, IKEDA Kimiyuki, OTSUKA Mitsuo, CHIBA Hirofumi, ARIKI Shigeru, TAKAHASHI Motoko, TAKAHASHI Hiroki／1 札幌医科大学医学部呼吸器・アレルギー内科学講座，2 札幌医科大学医学部医化学講座

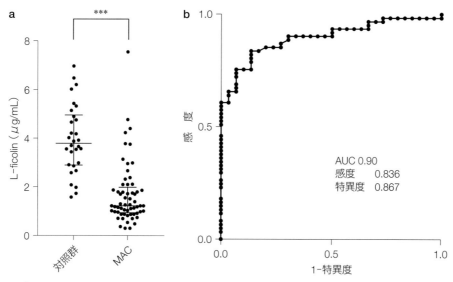

図❶　血清 L-Ficolin 値の測定
a）MAC 患者と対照群の血清 L-ficolin 値
　　t 検定，***p＜0.001
b）MAC 患者と対照群の L-ficolin 値に対する ROC 曲線
（Kobayashi T *et al*, 2019[4]）より改変引用）

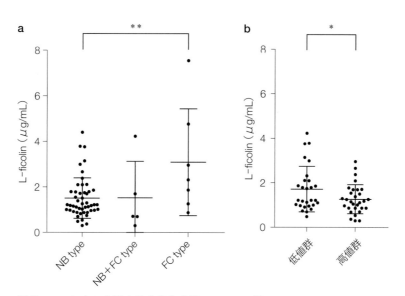

図❷　MAC 症の病型や重症度と血清 L-Ficolin 値
a）MAC 症の病型による血清 L-ficolin 値の差異
　　NB type，結節気管支拡張型；FC type，線維空洞型.
　　ANOVA，**p＜0.01
b）MAC 症の重症度による血清 L-ficolin 値の差異
　　HRCT スコアにより 2 群に分け，低値群は 6 点以下，高値群は 7
　　点以上．t 検定，*p＜0.05
（Kobayashi T *et al*, 2019[4]）より改変引用）

の規定に則り同意を得ることができた肺 MAC 症患者全 61 例を対象とした．対照群は呼吸器疾患を有していない健常者 30 例とした（**表❶**）．健診受診者を対照群とした

ため，年齢，性別は異なるが，BMI，血清アルブミン値に差がみられた．また MAC 患者群では血清 SP-A, SP-D が高値であった．

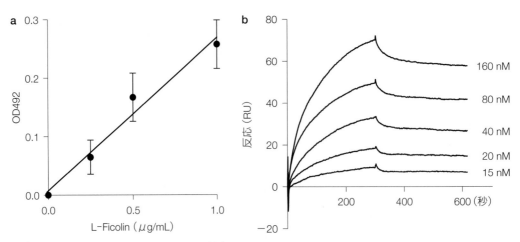

図❸　*M. avium* と合成ヒト L-ficolin の結合

a）ウェルに固相化した *M. avium* と合成 L-ficolin の結合を調べた. 結合した L-ficolin を抗体で検出した.

b）センサーチップに固定化した *M. avium* と結合した L-ficolin を表面プラズモン共鳴法で検出した.

（Kobayashi T *et al*, 2019[4]より改変引用）

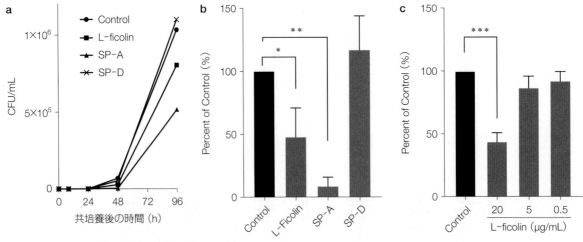

図❹　レクチンが *M. avium* の増殖に及ぼす影響

a）*M. avium* を L-ficolin, SP-A, SP-D 存在下と非存在下（Control）において 37℃で培養し, 一定時間後にコロニー数を調べた.

b）レクチン非存在下に対する L-ficolin, SP-A, SP-D 共培養 48 時間での *M. avium* の増殖比率.
ANOVA, *p＜0.05, **p＜0.01

c）レクチン非存在下に対する複数の L-ficolin 濃度での共培養 48 時間での *M. avium* の増殖比率.
ANOVA, ***p＜0.001

（Kobayashi T *et al*, 2019[4]より改変引用）

　血清 L-Ficolin は対照群 30 例にくらべ, 肺 MAC 症患者群 61 例で有意に低値であった（1.69±1.27 µg/mL vs. 3.96±1.42 µg/mL：p＜0.001）（**図❶a**）[4]. ROC 解析結果にもとづく cut off 値は 2.48 µg/mL であった（AUC 0.90, 感度 83.6%, 特異度 86.7%）（**図❶b**）[4].

　胸部画像所見から MAC 症の病型別に L-ficolin 値を検討した. 血清 L-Ficolin は結節・気管支拡張型では線維空洞型にくらべて有意に低値であった（**図❷a**）[4]. さらに MAC 症の重症度の評価として HRCT スコアリング法を用いて検討した[5]. HRCT スコアは高値であれば重症と

考えられるが, 高値群で有意に低値であった (**図❷b**)[4].

つぎに筆者らは *M. avium* と L-ficolin の直接相互作用について検討をおこなった. *In vitro* の実験で精製 L-Ficolin は *M. avium* に濃度依存性に結合した (**図❸a**)[4]. また, *M. avium* 細胞壁主成分であるリポアラビノマンナンと L-Ficolin も特異的な結合を認めた (**図❸b**)[4].

培地中での *M. avium* の増殖に L-Ficolin や SP-A, SP-D が及ぼす影響を調べた. 以前の検討から SP-A は増殖抑制効果を示し, SP-D は影響を及ぼさないことがわかっていたため, 比較のために用いた[6]. L-ficolin は *M. avium* の増殖を有意に抑制した (**図❹a, b**)[4]. また, 抑制効果は L-ficolin 濃度依存性であった (**図❹c**)[4].

おわりに

血清 L-Ficolin 低値が肺 MAC 症の病態に関連することが想定される. 血清 L-Ficolin は肺 MAC 症患者の診断において新たなバイオマーカーになる可能性がある.

文 献

1) Namkoong H *et al*：Epidemiology of pulmonary nontuberculous mycobacterial disease, Japan. *Emerg Infect Dis* **22**：1116-7, 2016
2) Le Y *et al*：Human L-ficolin：plasma levels, sugar specificity, and assignment of its lectin activity to the fibrinogen-like (FBG) domain. *FEBS Lett* **425**：367-70, 1998
3) 日本結核病学会非結核性抗酸菌症対策委員会, 日本呼吸器学会感染症・結核学術部会：肺非結核性抗酸菌症 診断に関する指針—2008 年. 結核 **83**：525-526, 2008
4) Kobayashi T *et al*：Insufficient serum L-ficolin is associated with disease progression in pulmonary Mycobacterium avium complex disease. *Resp Res* **20**：224, 2019
5) Fowler SJ *et al*：Nontuberculous mycobacteria in bronchiectasis：Prevalence and patient characteristics. *Eur Respir J* **28**：1204-10, 2006
6) Ariki S *et al*：Pulmonary collectins play distinct roles in host defense against Mycobacterium avium. *J Immunol* **187**：2586-94, 2011

化学物質による間質性肺炎
～難溶性インジウム化合物粉塵による肺障害の疫学研究から法規制まで～

大前和幸

はじめに

　2003 年に日本で初発例が報告され，疫学研究等で因果関係が証明された難溶性インジウム化合物曝露による間質性肺炎/肺気腫（インジウム肺）が新しい職業性肺疾患として認定され，インジウム化合物の法規制に至った．

発　端

　液晶テレビ等の薄型ディスプレイ製造に必須の透明導電膜材料 ITO（酸化インジウムと酸化スズ粉体を混合し高温高圧で焼結したセラミック）の研削に約 4 年間従事していた 27 歳男性が，1998 年に呼吸困難，乾性咳嗽を自覚し医療機関に受診した．KL-6 値 6,360 U/mL，血清中インジウム（In-S）290 ng/mL，胸部 CT，VATS 等で間質性肺炎と診断され，検鏡では肺胞はコレステリンクレフト等で充満し，直径 1 μm 前後のインジウムとス

ズを含む粒子が肺胞や肺胞マクロファージ内に多数存在し，ITO 曝露による間質性肺炎と推定された．患者は2001 年 4 月に両側気胸を発症し死亡した[1]．

時間断面研究

　本症例に前例はなく，ITO 曝露と肺障害の因果関係は未知であった．慶應義塾大学と九州大学の調査チームは，多くの ITO 製造およびリサイクル事業場の協力を得て時間断面研究を実施した[2)3)]．症例発生事業場では呼吸器影響のサーベイランスが実施された[4]．表❶にインジウム現曝露群 465 名，過去曝露群 127 名，対照群 169名の結果，表❷に In-S 濃度区分による量影響関係・量反応関係，表❸に労働衛生管理実施前からのインジウム曝露作業者と，実施後に新たに作業を開始したインジウム曝露作業者の In-S，KL-6 等の比較を示した[3]．In-S，KL-6，咳・痰症状はインジウム曝露者で明らかに高く，

表❶　インジウム曝露状況別呼吸器への影響の比較

	非曝露群			過去曝露群			現曝露群		
	n	平均値	有所見率	n	平均値	有所見率	n	平均値	有所見率
KL-6（U/mL）	142	226	0.7	125	295**	16.8**	424	337***	24.3**
SP-D（ng/mL）	142	49.1	9.2	96	51.1	11.5	342	54.8	16.4*
SP-A（ng/mL）	142	33.1	22.5	93	35.3	33.3	305	33.0	26.9
CRP（mg/dL）	114	0.05		46	0.05		119	0.04	
%FVC（%）	109	98.5	5.5	78	98.4	3.8	225	99.4	4.0
FEV$_1$%（%）	109	80.6	10.1	78	81.4	6.5	225	82.5	3.6
%FEV$_1$（%）	109	91.7	15.6	78	92.0	15.4	225	93.5	12.0
肺間質性変化	114		9.6	44		27.3*	99		5.1
肺気腫性変化	114		4.4	44		9.1	99		5.1
咳・痰症状	142		14.8	122		25.4	376		28.7**

*p＜0.05，**p＜0.01，***p＜0.001 vs. 非曝露群

（Nakano M *et al*, 2009[3]より引用作成）

OMAE Kazuyuki／慶應義塾大学名誉教授

表❷　インジウム現曝露群の In-S と呼吸器影響の量影響・量反応関係

		非曝露群	現曝露群の In-S 区分（ng/mL）						傾向性検定
			＜0.9	1.0～2.9	3.0～4.9	5.0～9.9	10.0～19.9	20.0≦	
KL-6	n	142	166	68	35	52	50	53	
	幾何平均	226	220	255	333**	450**	511**	943**	＜0.001
	有所見率	0.7	3.6	2.9	17.1*	36.5*	50.0*	84.9*	＜0.001
SP-D	n	142	158	54	29	37	34	30	
	幾何平均	49.1	40.3	58.9	54.9	67.9**	78.8**	121.4**	＜0.001
	有所見率	9.2	4.4	9.3	13.8	24.3*	32.4*	66.7*	＜0.001
SP-A	n	142	136	52	24	30	33	30	
	幾何平均	33.1	28.1	29.8	37.5	43.6**	35.3	51.3**	＜0.001
	有所見率	22.5	13.2	15.4	41.7	50.0*	33.3	66.7*	＜0.001
肺間質性変化	有所見率	9.6	0	3.7	0	0	0	17.4	0.946
肺気腫性変化	有所見率	4.4	0	0	0	9.1	0	17.4*	0.110

*p＜0.05，**p＜0.01 vs. 非曝露群

（Nakano M *et al*, 2009[3]）より引用作成）

表❸　労働衛生 3 管理実施前から就業していたインジウム曝露作業者（前曝露群）と，実施後に新たに作業を開始したインジウム曝露作業者（後曝露群）の比較

	後曝露群			前曝露群		
	n	平均値	有所見率	n	平均値	有所見率
In-S	109	0.81**		379	12.29	
KL-6	105	216**	3.8**	379	380	29.6
SP-D	105	41.7**	5.7**	268	61.7	20.5
SP-A	100	28.6**	16.0**	233	37.7	37.3

**p＜0.01 vs. 前曝露群

（Nakano M *et al*, 2009[3]）より引用作成）

In-S と KL-6，SP-D，SP-A は明瞭な量影響関係・量反応関係を示した．一方，CRP や白血球数に差はなかった．スパイロメトリーでは差は認められなかったが，胸部 HRCT では間質性変化有所見率は過去曝露者で約4分の1に及び，量反応関係を示した．**表❸** からは，各事業場の労働衛生管理の努力が，インジウム曝露の低減および健康影響発生の防止に有効であったことが示された[3]．

症例の把握

2010 年 3 月までに，わが国では重症度の差はあるが，間質性肺炎を主所見とした 7 症例が報告された[5]．2010 年に，米国労働安全衛生研究所（NIOSH）から 2 症例，中国から 1 症例，インジウム曝露作業者の臨床疾患としての肺胞蛋白症症例（PAP）が報告された[5]．NIOSH の一例はすでに死亡しており詳細不明，一例は In-S が 5 ng/mL 未満で GM-CSF 陽性，中国の症例はシリカの同時曝露があり，これらの PAP 症例のインジウム曝露起因性は疑わしい．なお，2010 年に NIOSH で開催されたインジウム・ワークショップでは，NIOSH から上述 PAP の 2 症例以外に，間質性肺炎 2 症例が紹介され，わが国と同様の所見であった．

因果関係の確立

1964 年に米国公衆衛生局長官が提示した「喫煙と肺がん」の因果関係確立のための疫学的因果推論の基準は，関連の時間性（曝露がつねに結果に先行する），関連の強固性（量反応・量影響関係がある），関連の一致性（異なった集団で結果が同様），関連の普遍性（既存の知見に矛盾しない），関連の特異性（必要十分条件を満たす）であった．

表❹　インジウム規制に関する行政の動き

平成 16 年 7 月	インジウム・スズ酸化物等取扱い作業における当面のばく露防止対策について
平成 22 年 12 月	インジウム・スズ酸化物等の取扱い作業による健康障害防止に関する技術指針
平成 23 年 3 月	化学物質の健康診断に関する専門委員会
平成 24 年 1 月	管理濃度委員会
平成 24 年 10 月	労働安全衛生法施行令の一部を改正する政令及び労働安全衛生規則等の一部を改正する省令の施行について
平成 25 年 10 月	労働基準法施行規則第 35 条に関する改正

関連の時間性については，一般環境でのインジウム曝露はなく，関連の強固性については，インジウム曝露と肺影響との間に強い量影響・量反応関係が示されており，関連の一致性については，軽重の差はあるが複数の症例や異なる集団で共通の肺障害が生じており，関連の普遍性については，難溶性の粒子・繊維曝露でじん肺が生じることや，インジウム化合物の気管内投与動物実験で肺炎や線維化が認められている．なお，関連の特異性は満たしていないが，因果関係の証明に必ずしも必要ではなく，他の 4 基準を満たしていることから，難溶性インジウム化合物曝露と肺影響の因果関係は証明できた．

コホート研究

インジウム曝露者の追跡研究により，In-S が約 20 ng/mL 以上を超えていた高 In-S 群では，肺気腫性変化が増悪することが報告された[6)7)]．最重症例は肺移植の適応となり[8)]，2017 年に両肺移植され，現在職場に復帰し，元気で働いている．

法規制へ

最初の死亡例発生後の平成 16 年，厚生労働省は「インジウム・スズ酸化物等取扱い作業における当面のばく露防止対策について」との通達を発出した．そのなかで作業環境測定基準に準じた「管理すべき濃度基準」として，当時の ACGIH の曝露限界値 0.1 mg/m³ を採用したが，「空気中のインジウムの濃度を 0.1 mg/m³ に管理すれば労働者の健康に対する影響が生じないというものではないため，第 1 管理区分に区分された場所についても，できる限りの空気中のインジウム濃度を低減させることが望ましい」と注記し，因果関係確立前の通達として非常

に適切な注意を促していた．

厚生労働省は，平成 18 年から「化学物質による労働者の健康障害防止に関わるリスク評価」を実施しており，インジウムおよびインジウム化合物については，平成 20 年度に使用実態調査，平成 21 年度に曝露評価を実施し，リスクの総合評価を実施した．平成 22 年にインジウムの健康障害防止に係る小検討会を設置し，同年 12 月 22 日に「インジウム・スズ酸化物等の取扱い作業による健康障害防止に関する技術指針」を発出[9)]，さらに平成 24 年 10 月 26 日に「労働安全衛生法施行令の一部を改正する政令及び労働安全衛生規則等の一部を改正する省令」を発出し，インジウム化合物は特定化学物質第 2 類物質に指定され，平成 25 年 1 月 1 日から施行された[10)]．これに伴い，In-S と KL-6 の測定等の健康診断項目が決定され，6 月以内ごとに一回実施することが義務化された．

平成 21 年に労働基準法施行規則第 35 条専門検討会を開催され，労働基準法施行規則別表第 1 の 2 第 4 号 8 で申請されたインジウムによる肺障害の 2 件が業務上と認定されたことから，同疾病を労働基準法施行規則別表第 1 の 2，第 4 号 1 の「厚生労働大臣の指定する単体たる化学物質及び化合物（合金を含む）にさらされる業務による疾病であって，厚生労働大臣が定める疾病」に収載することとし，平成 25 年に収載された（**表❹**）．

残る課題

肺に線維化が起きることから，肺がん発生の可能性がある．2 年間の発がん実験では，ラットで肺発がんが観察されているが[11)]，ヒトでは現時点で未確定である[12)]．

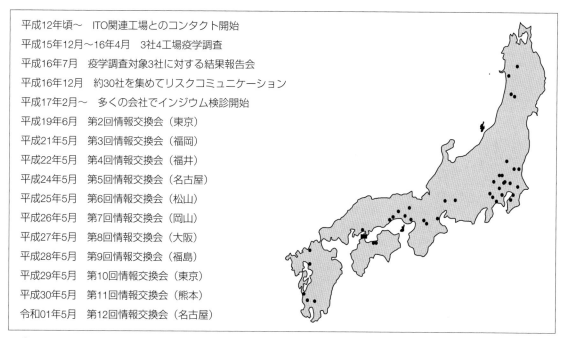

平成12年頃～	ITO関連工場とのコンタクト開始
平成15年12月～16年4月	3社4工場疫学調査
平成16年7月	疫学調査対象3社に対する結果報告会
平成16年12月	約30社を集めてリスクコミュニケーション
平成17年2月～	多くの会社でインジウム検診開始
平成19年6月	第2回情報交換会（東京）
平成21年5月	第3回情報交換会（福岡）
平成22年5月	第4回情報交換会（福井）
平成24年5月	第5回情報交換会（名古屋）
平成25年5月	第6回情報交換会（松山）
平成26年5月	第7回情報交換会（岡山）
平成27年5月	第8回情報交換会（大阪）
平成28年5月	第9回情報交換会（福島）
平成29年5月	第10回情報交換会（東京）
平成30年5月	第11回情報交換会（熊本）
令和01年5月	第12回情報交換会（名古屋）

図❶　リスクコミュニケーション開催とコンタクトしたインジウム取扱事業場

おわりに

ITO研削作業者の間質性肺炎発症および死亡を契機に，難溶性インジウム曝露が肺障害を起こすことを作業仮説として疫学研究が実施された．多くの事業場とのコミュニケーションと曝露・非曝露作業者の協力により（**図❶**），数年間の研究で因果関係を証明できた．長期観察により間質性肺炎のみならず肺気腫の進展も明らかとなり，動物実験での肺がん発生とも相まって，行政も早急に多角的な対応をおこない，最初の症例発症から10年という短期間で法規制に至ったことは，産・官・学の真摯な取り組みと相互信頼が功を奏したのであろう．

文　献

1) Homma T *et al*：Interstitial pneumonia developed in a worker dealing with particles containing indium-tin oxide. *J Occup Health* **45**：137-139, 2003

2) Hamaguchi T *et al*：Exposure to hardly soluble indium compounds in ITO production and recycling plants is a new risk for interstitial lung damage. *Occup Environ Med* **65**：51-55, 2008

3) Nakano M *et al*：Causal relationship between indium compound inhalation and effects on the lungs. *J Occup Health* **51**：513-521, 2009

4) Chonan T *et al*：Interstitial pulmonary disorders in indium-processing workers. *Eur Respir J* **29**：317-324, 2007

5) Omae K *et al*：Indium lung：case reports and epidemiology. *Int Arch Occup Environ Health* **84**：471-477, 2011

6) Nakano M *et al*：Five-year cohort study：emphysematous progression of indium-exposed workers. *Chest* **146**：1166-1175, 2014

7) Amata A *et al*：High levels of indium exposure relate to progressive emphysematous changes：a 9-year longitudinal surveillance of indium workers. *Thorax* **70**：1040-1046, 2015

8) Nakano M *et al*：An advanced case of indium lung disease with progressive emphysema. *J Occup Health* **58**：477-481, 2016

9) 厚生労働省：インジウム・スズ酸化物等の取扱い作業による健康障害防止に関する技術指針，2010（https://www.mhlw.go.jp/bunya/roudoukijun/anzeneisei42/dl/02.pdf）（2019/09/30）

10) 厚生労働省：平成24年10月の特定化学物質障害予防規則等の改正，2012（https://www.mhlw.go.jp/bunya/roudoukijun/anzeneisei48/index.html）（2019/09/30）

11) Nagano K *et al*：Inhalation carcinogenicity and chronic toxicity of indium-tin oxide in rats and mice. *J Occup Health* **53**：175-187, 2011

12) Nakano M *et al*：Possibility of lung cancer risk in indium-exposed workers：An 11-year multicenter cohort study. *J Occup Health* **61**：251-256, 2019

分子呼吸器病　3

RESPIRATORY MOLECULAR MEDICINE

Vol. 24　No. 1　2020

定価（本体 2,000 円＋税）

2020 年 3 月 1 日発行

編　集　「分子呼吸器病」編集委員会

発行者　鯨岡　哲

発行所　株式会社　先端医学社
〒103-0007　東京都中央区日本橋浜町 2-17-8
　　　　　　　　　　　　　　　浜町平和ビル
電　話　03-3667-5656（代）
FAX　03-3667-5657
郵便振替　00190-0-703930
http://www.sentan.com
E-mail: book @ sentan.com
印刷所/三報社印刷（株）

ISBN978-4-86550-454-5 C3047 ¥2000E